Beltz Taschenbuch 907

Über dieses Buch:
Es ist eine faszinierende Entwicklungsgeschichte, die der Embryo durchläuft. Anschaulich zeichnen die Autoren den Weg von der Befruchtung
bis zur Geburt, die frühesten Prägungen und Weichenstellungen nach.
Viel mehr als bisher angenommen sammeln Ungeborene aus eigenem
Antrieb einen ersten Schatz an Erfahrungen, üben Fertigkeiten ein und
lernen vor der Geburt. Anhand neuester Erkenntnisse aus Forschung
und Praxis geben der bekannte Hirnforscher und die Psychologin noch
nie da gewesene Einblicke in die pränatale Welt. Auch die Rolle der Gene
wird neu diskutiert. Ein Buch für Eltern und werdende Eltern und für alle, die mit Kindern arbeiten und leben.

Die Autoren:
Gerald Hüther, Professor für Neurobiologie in Göttingen, gilt als einer
der renommiertesten Hirnforscher in Deutschland. Er ist prominenter
Sachbuch-Autor und hat u.a. zusammen mit Wolfgang Bergmann das
Buch »Computersüchtig. Kinder im Sog der modernen Medien« (Beltz
2008) geschrieben.

Inge Krens ist Psychotherapeutin mit dem Schwerpunkt Pränatale Psychologie, Autorin und Ausbilderin von Therapeuten, Geburtshelfern und
Hebammen.

Gerald Hüther · Inge Krens

Das Geheimnis der ersten neun Monate

Unsere frühesten Prägungen

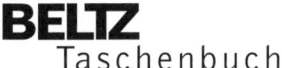

Besuchen Sie uns im Internet
www.beltz.de

Das Werk und seine Teile sind urheberrechtlich geschützt. Jede Nutzung
in anderen als den gesetzlich zugelassenen Fällen bedarf der vorherigen
schriftlichen Einwilligung des Verlages. Hinweis zu § 52 a UrhG: Weder
das Werk noch seine Teile dürfen ohne eine solche Einwilligung einge-
scannt und in ein Netzwerk eingestellt werden. Dies gilt auch für Intra-
nets von Schulen und sonstigen Bildungseinrichtungen.

Beltz Taschenbuch 907
2008 Beltz Verlag, Weinheim und Basel

3. Auflage 2010

© 2005 Patmos Verlag GmbH & Co. KG
Walter Verlag, Düsseldorf und Zürich
Umschlaggestaltung: Federico Luci, Odenthal
Umschlagabbildung: © Mauritius, Mittenwald
Foto Gerald Hüther © privat
Foto Inge Krens © Archiv Patmos Verlag
Druck und Bindung: Beltz Druckpartner, Hemsbach
Printed in Germany

ISBN 978-3-407-22907-6

Inhalt

Und jedem Anfang wohnt ein Zauber inne,
der uns beschützt und der uns hilft, zu leben.
HERMANN HESSE, LEBENSSTUFEN

1
Einladung zu einer Entdeckungsreise

An den Zauber der frühen Kindheit kann sich mancher noch erinnern. Das Wunder der Geburt erlebt jeder Erwachsene noch einmal, der dabei sein darf, wenn ein Kind zur Welt kommt. Aber alles, was davor geschieht, scheint völlig vor uns verborgen. Keiner kann sich an diese Phase seines Lebens direkt erinnern, und niemand kann zuschauen, wie sich die befruchtete Eizelle zu einem geburtsreifen Kind entwickelt. Es bleibt ein Mysterium, warum jedes Kind mit ganz eigenen Fähigkeiten, Begabungen und Möglichkeiten zur Welt kommt. Wir ahnen, dass Kinder bereits vor der Geburt individuelle Erfahrungen machen und ihre eigene Persönlichkeit ausbilden, dass die Gebärmutter auch das erste Zuhause für die Seele ist. Aber wir wissen nicht, wie das genau geschieht. Das ist das Geheimnis der ersten neun Monate.

In diesem Buch wollen wir versuchen, dieses Geheimnis ein wenig zu lüften. Aber keine Angst, es wird dabei nicht entzaubert. Im Gegenteil. Wir wollen zeigen, dass das Geheimnisvolle der ersten neun Monate im Leben eines Menschen seinen Zauber nicht verliert, wenn man es zu verstehen beginnt. Wer begreift, was für einen komplizierten Weg ein Kind bereits hinter sich hat, wenn es auf die Welt kommt, für den wird das Geheimnis der Schwangerschaft nur noch bewundernswerter und kostbarer.

Erst ganz allmählich wächst das gesellschaftliche und wissenschaftliche Interesse daran, wie die vorgeburtliche Entwicklung wirklich vonstatten geht und welche Bedeutung sie für das weitere Leben des Kindes hat. Glücklicherweise wird unser Wissen darüber immer komplexer, ein Ende ist aber noch lange nicht in Sicht. Neue Erkenntnisse machen jedoch deutlich, dass ein ungeborenes Kind eben kein Zellhaufen ist, der – ganz gleich wie es der Schwangeren geht und wie mit ihr umgegangen wird – von genetischen Programmen gesteuert automatisch zu einem geburtsreifen Kind heranwächst. Nach allem, was wir heute wissen, und im Gegensatz zu dem, was manche Menschen glauben, wird ein Embryo eben nicht wie ein Auto oder ein anderes technisches Gerät nach einem bestimmten Bauplan »zusammengebaut«. Das ungeborene Kind ist ein lebendiges Wesen, dessen Entwicklung nur dadurch möglich ist, dass es mit seiner mütterlichen Umgebung in ständiger Kommunikation steht. Von Beginn an findet eine komplexe Interaktion statt. Von Anfang an braucht der Mensch »Beziehung«.

Für die vorgeburtliche Entwicklung ist dieses Wissen noch relativ neu. Wie wichtig die Mutter-Kind-Beziehung in der Säuglingszeit ist, wissen wir inzwischen recht genau – wenn auch noch nicht allzu lange. Noch vor wenigen Jahrzehnten wurden neugeborene Babys ohne Narkose operiert, weil man glaubte, ihr Schmerzempfinden sei noch nicht entwickelt. Neugeborene wurden nach der Geburt von ihren Müttern getrennt, damit sich die Mütter in Ruhe erholen konnten. Dabei ging man davon aus, dass die Neugeborenen noch kein psychisches Leid empfänden. Erst neue wissenschaftliche Erkenntnisse konnten diesem Spuk ein Ende bereiten. Ein Beispiel hierfür sind die an Rhesus-Äffchen gewonnenen Erkenntnisse über die Bedeutung des Körperkontaktes zwischen Mutter und Kind. In diesen recht grausam anmutenden Versuchen wurden mutterlosen Rhesus-Äffchen zwei künstliche Ersatzmütter zur Auswahl angeboten. Die eine bestand aus einem Drahtgeflecht, das die groben Umrisse eines mütterlichen Körpers nachbildete und in dem eine Nahrung spendende künstliche Milchquelle untergebracht war. Die andere Attrappe war ähnlich aufgebaut, hatte jedoch keine Milchquelle, dafür aber einen kuscheligen fellartigen Überzug. Es galt herauszufinden, welche der »Ersatzmütter« für die Kleinen wichtiger war. Entgegen allen damals herrschenden Erwartungen war das nicht die Ersatzmutter mit der Futterquelle. Vielmehr klammerten sich die Jungen stundenlang an die Ersatzmutter mit Fell. Erst als der Hunger zu groß wurde, huschten sie schnell zur »Drahtmutter« hinüber, saugten hastig an der künstlichen Zitze, um sich dann so schnell wie möglich wieder an die »Fellmutter« anzuklammern. Das Gefühl von Geborgenheit und Sicherheit durch die künstliche »Fellmutter« war den Affenbabys offensichtlich wichtiger als die Futterquelle. Für die kleinen Affen – und wohl auch für menschliche Babys – ist die Qualität der emotionalen Beziehung wichtiger als die pure Versorgung. Ähnliche Untersuchungen wurden auch an Hunden durchgeführt. Einer dieser Versuche bestand darin, Welpen selbstständig nach Nestwärme suchen zu lassen. Dazu wurden sie, nachdem die Mutter vorübergehend ferngehalten wurde, um eine Kupferwärmflasche gelegt, die die Körpertemperatur der Hündin ausstrahlte. Die in diesem Alter noch blinden und tauben Welpen versuchten nun, ihre unangenehme Lage zu verbessern. Keiner der Welpen zeigte trotz Kontakt mit der Wärmflasche ein Bestreben, Nähe zu dieser Wärmequelle zu halten. Vielmehr suchten die Welpen weiter, bis der größte Teil untereinander Körperkontakt fand. Abseits der angebotenen Wärmflasche versuchten die Welpen also einander zu wärmen. Damit war deutlich geworden, dass man für Nestwärme mehr braucht als nur eine physikalische Wärmequelle.

Solchen und noch vielen anderen neuen Erkenntnissen verdanken wir die inzwischen wachsende und um sich greifende Einsicht, dass neugeborene Kinder, genau wie alle Hundewelpen oder Affenbabys, vor allem eines brauchen, um sich gesund entwickeln und die in ihnen angelegten Fähigkeiten optimal entfalten zu können: Geborgenheit und

Sicherheit und eine einfühlsame, zugewandte Fürsorge von Müttern und Vätern oder anderen Pflegepersonen, die bereit sind, sie mit Sensibilität und Liebe zu erkunden und ihre Bedürfnisse auf angemessene Art zu beantworten. Inzwischen haben Säuglingsforscher, Kinderpsychologen, Hirnforscher und Entwicklungsbiologen noch viele andere neue Entdeckungen gemacht, die belegen, wie sehr Kinder auf ihre Eltern angewiesen sind. Wir wissen heute, dass unsere Kinder mit einem noch sehr unfertigen Gehirn zur Welt kommen. Die endgültigen Verschaltungen zwischen den Fortsätzen der Nervenzellen werden erst später durch die von jedem Kind in seiner jeweiligen Lebenswelt selbst gesammelten Erfahrungen in einer bestimmten, nutzungsabhängigen Weise herausgeformt und stabilisiert. Die von seinen Eltern gestalteten Entwicklungsbedingungen und die in der jeweiligen Herkunftsfamilie herrschenden Rahmenbedingungen haben also einen ganz entscheidenden Einfluss darauf, wie sich das Gehirn eines Kindes entwickelt.

Neues Wissen und neue Erkenntnisse, die etwas enthüllen, was bisher verborgen war und bestenfalls (von manchen Menschen) erahnt wurde, können Eltern helfen, ihre Kinder besser zu verstehen, ihre Bedürfnisse besser zu erkennen und Verantwortung für die Gestaltung ihrer Lebenswelt zu übernehmen. Sie verderben also weder die Freude noch nehmen sie den Zauber oder die Ehrfurcht vor dem, was jedes Kind ist: ein einzigartiges Geschenk und ein Wunder, das wir ein Stück weit auf seinem Weg ins Leben begleiten dürfen. Geahnt haben das Menschen, vor allem Eltern, schon immer. Das ist wohl auch der Grund dafür, dass fast alle Eltern – und manchmal auch die Hebammen und Geburtshelfer, meist auch die Großeltern – vor Rührung weinen, wenn ein Kind zur Welt gekommen ist. Auch dieses Phänomen haben die Hirnforscher inzwischen untersucht: Wir weinen immer dann, wenn die emotionalen Zentren in unserem Gehirn erschüttert werden. Das kann z. B. passieren, wenn wir etwas verlieren, was uns bisher geholfen hat, so zu werden und so zu sein, wie wir sind. Dann fließen die Tränen aus Trauer.

Eine Erschütterung der emotionalen Zentren wird aber auch immer dann ausgelöst, wenn wir spüren, dass etwas passiert, das uns über uns selbst hinauswachsen lässt. Wenn wir ahnen, dass wir zu etwas Verbindung bekommen, das größer und mehr ist als das, was wir derzeit sind. Dann wird der gleiche Mechanismus im Hirn in Gang gesetzt, aber die Tränen fließen jetzt aus Rührung, Dankbarkeit und Freude. Das Wissen darüber, wie die Tränen zustande kommen, ändert nichts an dem Gefühl, dass die Geburt eines Kindes etwas Wunderbares ist. Aber man kann neues Wissen auch nutzen, um das, was bisher rätselhaft und geheimnisvoll war, zu verstehen. Immer dann, wenn es uns gelingt, etwas mehr über einen anderen zu erfahren und ihn besser als bisher zu begreifen, entsteht ein auf diesen anderen Menschen gerichtetes Gefühl – Mitgefühl. Es gelingt uns dann besser, sich in den anderen hineinzuversetzen, dessen Art zu sein, auch seine Probleme und Schwierigkeiten nachzuempfinden. Erst so wird es uns möglich zu erkennen, wie wir ihm auf seinem Weg helfen können, was er braucht, um seinen Weg zu finden. Erst dann sind wir wirklich in der Lage, das aus dem Weg zu räumen oder zu vermeiden, was ihn in Gefahr bringen könnte. Das gilt für unseren Umgang mit Kindern, das gilt aber auch für unseren Zugang zu Schwangerschaft und Geburt. Wenn es tatsächlich so ist, dass wir Eltern sind »von Anfang an«, dann ist es notwendig, mehr über diese frühe Entwicklungsphase zu erfahren. Denn nur so kann es gelingen, uns in die verborgene Welt des ungeborenen Kindes einzufühlen und die Herausforderungen der Elternschaft zu meistern.

Eltern zu sein ist heutzutage nicht gerade einfach. Die Welt, in der wir leben und in die unsere Kinder hineingeboren werden, verändert sich inzwischen in einem atemberaubenden Tempo. Nie zuvor hatten so viele Kinder so viele Möglichkeiten wie heute, ihre Neigungen und Begabungen zu entfalten, sich so viel Wissen und so viele unterschiedliche Fähigkeiten und Fertigkeiten anzueignen. Aber unsere und damit auch ihre Welt ist nicht nur vielfältiger und bunter, sie ist auch unruhiger und unsicherer geworden. Mit all dem, was ihre Eltern und Großeltern noch wissen und können und was ihnen noch geholfen hat, sich im Leben zurechtzufinden, können die in die heutige Welt hineinwachsenden Kinder immer weniger anfangen. Immer schneller wandeln sich von Generation zu Generation die Vorstellungen von dem, worauf es im Leben ankommt. Das gilt nicht nur für die Gestaltung des eigenen Lebensweges, sondern auch für die Versuche von Eltern, ihre Kinder auf diesem Weg ins Leben zu begleiten und ihnen dabei all das mitzugeben, was sie dafür später einmal brauchen. Je stärker aber das Ziel dieser Reise, auf der Eltern ihre Kinder begleiten, im Nebel einer ungewissen Zukunft verschwimmt, desto größer wird die Gefahr, dass sich zunächst die Eltern und dann auch ihre Kinder dabei verirren und einander verlieren. Manche Eltern versuchen deshalb – wie schon ihre Eltern und deren Eltern – den immer wieder aufsteigenden Nebel wegzublasen und damit das Ziel der Reise wieder deutlich sichtbar zu machen. Andere hoffen, ihre Kinder durch das Aufstellen von auch bei dichtem Nebel noch weithin sichtbaren Wegweisern auf den rechten Weg zu lotsen. Aber es gibt auch immer mehr Eltern, die das wahre Geheimnis einer gelingenden Erziehung entdecken, vielleicht auch nur wiederentdecken: Sie versuchen nicht, ihre Kinder auf einen bestimmten, von ihnen vorgezeichneten Weg zu schicken, sondern sie bemühen sich darum, ihnen dabei behilflich sein, diesen Weg selbst zu finden. Und sie sind bereit, sich selbst und ihre vorgefassten Ideen in Frage zu stellen. Wenn sich Eltern und Erziehende gefühlsmäßig auf die Welt der Kinder einlassen – ganz gleich, ob es sich um das ungeborene Kind im Mutterleib, um Kleinkinder oder Jugendliche handelt –, dann wird nicht nur der Werdegang der Kinder optimal gefördert. Auch die Eltern lassen sich dann auf einen emotionalen Entwicklungsprozess ein, der ihr Leben bereichert.

Inzwischen wissen wir sehr viel über Schulkinder, über Kindergartenkinder, über Kleinkinder und über Säuglinge.

All diese Erkenntnisse lassen sich in vier Sätzen zusammenfassen:

1. Kinder sind zu jedem Zeitpunkt ihrer Entwicklung weitaus kompetenter, als wir bisher angenommen haben.
2. Um sich optimal entwickeln zu können, brauchen sie die Erfahrung, willkommen zu sein und in den Eltern bzw. Pflegepersonen sichere Bindungspartner zu finden, die ihre Bedürfnisse in angemessener Weise beantworten.
3. Sie suchen sich ihren Weg und erschließen sich die Welt aus eigenem Antrieb; und wir können ihnen dabei Mut machen, ihnen mögliche Wege zeigen und sie unterstützen, wenn sie allein (noch) nicht weiterkommen und sich zurechtfinden.
4. Jeder Schritt auf dieser Entdeckungsreise wird durch all das bestimmt, was die Kinder im Verlauf ihres bisherigen Lebens bereits entdeckt und in ihrem Gehirn verankert haben.

Wirklich neu ist das, wovon dieses Buch handelt: All das gilt nicht erst nach, sondern ebenso bereits vor der Geburt. Das ganze Leben ist eine Entdeckungsreise. Vieles, was die Forscher in den letzten Jahren herausgefunden haben, spricht dafür, dass wir den spannendsten und aufregendsten Teil dieser Reise bereits hinter uns haben, wenn wir auf die Welt kommen.

2
Aufbruch in eine unbekannte Welt

Wenn wir zu verstehen versuchen, was vor der Geburt im Mutterleib geschieht, so geht es uns dabei nicht viel anders als unseren Kindern, wenn sie sich durch Versuch und Irrtum in eine ihnen unbekannte Welt vortasten. Auch sie können dabei nur ganz allmählich, Schritt für Schritt begreifen, was in dieser Welt geschieht und wie sie tatsächlich beschaffen ist. Dabei sammeln sie ihre ersten Erfahrungen, gewinnen immer neue Erkenntnisse. Und mit jeder neuen Erkenntnis beginnt das Bild, das sie sich von der Welt machen, in die sie hineinwachsen, ein wenig größer und umfassender zu werden. Die Welt, in die ein ungeborenes Kind hineinwächst, kennen wir nur bruchstückhaft. So können auch wir nur vermuten, wie es kommt, dass ein Kind in dieser intrauterinen Welt entsteht, und wie diese Welt beschaffen ist. Wir können versuchen, mit Hilfe von Messgeräten immer tiefer in diese Welt einzudringen und so immer besser sichtbar oder zumindest nachvollziehbar zu machen, was sich dort abspielt. Es gab aber Zeiten, in denen diese Möglichkeiten wissenschaftlichen Messens und Untersuchens noch nicht zur Verfügung standen. Und es gab zu allen Zeiten Menschen, die nicht davon überzeugt waren, dass all dieses vordringende Zerlegen überhaupt ein geeigneter Weg ist, um zu verstehen, was in den neun Monaten vor der Geburt eines Menschen wirklich passiert. Auch diese beiden Haltungen findet man bereits bei den Kindern. Vor allem kleine Jungen neigen dazu, alles, was sie interessiert, auseinander zu bauen und in seine Einzelteile zu zerlegen, um herauszufinden, wie es funktioniert. Im Gegensatz dazu kommen kleine Mädchen nur selten auf die Idee, ihrer geliebten Puppe den Bauch aufzuschlitzen, um zu untersuchen, wo die Stimme eigentlich herkommt. Die einen versuchen also das Geheimnisvolle zu erklären, die anderen wollen es verstehen. Beide machen andere Erfahrungen und sammeln dabei unterschiedliches Wissen. Beides ist sinnvoll, und erst beides zusammen ermöglicht es uns, die Welt in ihrer Komplexität und Vielfalt zu verstehen. Das gilt auch für unsere Kenntnisse über Schwangerschaft und Geburt. Einerseits verfügen wir über die Ergebnisse wissenschaftlicher Forschungen. Andererseits gibt es aber auch uralte tradierte Mythen und Rituale, die diese Lebensphase in allen Gesellschaften beschreiben. Und schließlich existiert noch all das intuitive Wissen, das Mütter und Väter, Hebammen und Geburtshelfer über die Welt des ungeborenen Kindes gesammelt haben.

Vom Anfang des Lebens geht seit jeher eine besondere Faszination aus, denn Schwangerschaft und Geburt sind Erfahrungen, die alle Menschen teilen. Obwohl wir uns nicht bewusst an vorgeburtliche Erlebnisse erinnern können, scheinen sie dennoch tief in unseren Körpern und Seelen verwurzelt zu sein. Bei den Naturvölkern kommt dies in vielen überlieferten Mythen und Ritualen zum Ausdruck. Im Kongo haben schwangere Frauen z. B. die Gewohnheit, ihrem Kind im Bauch immer wieder dasselbe Lied vorzusingen. Nach der Geburt erinnert es sich daran. Die vertrauten Töne beruhigen es und geben ihm Sicherheit. In Thailand geht man davon aus, dass das ungeborene Kind alles miterlebt, was in der Mutter vor sich geht. Deshalb sorgt man dafür, dass die Mutter während der Schwangerschaft vor allem positive Erfahrungen macht. Bei den Quiché in Guatemala wird im siebten Monat eine Zeremonie begangen, bei der die Mutter ihrem Kind im Bauch mit lauter Stimme erzählt, wie die Wälder, Berge und Flüsse, also die Landschaft und die Umgebung, aussehen, in die es bald hineingeboren wird. Es wird auf diese Weise willkommen geheißen und auf sein zukünftiges Leben vorbereitet.

Diese Gebräuche helfen der Mutter, dem Vater und der Gemeinschaft, in der sie leben, eine Beziehung zu dem ungeborenen Kind aufzunehmen. Sie machen deutlich, dass die Zeit vor der Geburt eine Lebensphase ist, in der das sich entwickelnde Kind besonders verletzlich ist und besonderen Schutz braucht. In vielen ursprünglichen Gesellschaften wird das ungeborene Kind auch mit mystischen und religiösen Vorstellungen in Verbindung gebracht. Auf Java gilt es als Mystiker, der in seiner Höhle meditiert und sich dort seelisch auf die Welt vorbereitet. Bei anderen Naturvölkern wird das ungeborene Kind als Wesen zwischen »Himmel und Erde« angesehen: eng verwoben mit der Welt der Götter und Ahnen und besonders in den ersten Lebenswochen gefährdet, wieder in die mystische Welt zurückgerufen zu werden.

Vorstellungen über Schwangerschaft und Geburt sind Vorstellungen über Sein oder Nicht-Sein. Das ist kein Wunder. Kinder zu haben ist nicht nur für Menschen aus Naturvölkern eine existenzielle Notwendigkeit. Ohne Kinder kann keine Gemeinschaft überleben. Die Geburt ist außerdem eine potenziell lebensgefährliche Angelegenheit. Leben und Tod sind dabei untrennbar miteinander verbunden. Dies spiegelt sich auch in kulturellen Überlieferungen wider. Viele göttliche Mutterfiguren, wie z. B. die keltische Göttin Morrigan, herrschen über das Leben, aber auch über den Tod. Sie haben gleichzeitig Leben spendende aber auch Leben vernichtende Qualitäten. Ein weit verbreitetes Motiv in Mythen und Märchen ist die Geschichte des Helden, der von einem Tier oder einem Fabelwesen verschlungen wird und in dessen Bauch gefangen ist. Durch todesmutige Taten kann der Held sich schließlich aus dieser Lage wieder befreien. Auch Schreckensbilder der »Hölle« werden mit dem Leben im Mutterleib assoziiert und sind scheinbar Teil unseres kulturellen Erbes. Auf der anderen Seite werden diesem vorgeburtlichen Lebensraum aber auch »himmlische« Qualitäten zugeschrieben: Es ist ein paradiesischer Ort der Rundum-Versorgung, zu dem sich jeder Mensch zurücksehnt; ein heiliger Ort sogar, in dem, wegen der Nähe zum Göttlichen, höchstes Glück und Ergriffenheit herrschen. In den bronzezeitlichen ägäischen Kulturen ist vielfach belegt, dass die Toten in fötaler Stellung hockend beigesetzt wurden: Der Verstorbene hat seinen Lebenszyklus durchlaufen und macht sich sozusagen bereit für seine Wiedergeburt.

Leben und Tod gehören zusammen. Schwangerschaft und Geburt erinnern uns daran. Die Verbindung von Leben und Tod macht ihre Faszination aus und lässt uns gleichzeitig erschaudern. Sie erinnern uns daran, dass wir das Geheimnis des Lebens nie ganz lüften können, dass wir es nie ganz unter Kontrolle bekommen werden. Unsere Vorfahren versuchten ihre Gefühle angesichts dieser existenziellen Erfahrungen mit Hilfe von Mythen und Ritualen in den Griff zu bekommen. Auf den ersten Blick scheint dies für uns aufgeklärte Menschen ein fragwürdiger Zugang zu sein. Dennoch sind wir den Gefühlen und Ängsten unserer Vorfahren wahrscheinlich näher als uns lieb ist. Auch wir brauchen Mittel und Wege, um uns angesichts der existenziellen Bedeutung von Schwangerschaft, Geburt und Tod emotional sicher zu fühlen. Vielleicht suchen wir diese Sicherheit deshalb in unseren»modernen Mythen«; in der Machbarkeit des Glücks und der Kontrollierbarkeit des Lebens und der Gesundheit durch wissenschaftlich technischen Fortschritt.

Wie die vielen Mythen und Rituale in den verschiedenen Kulturen entstanden sind, weiß heute niemand mehr. Wem wir aber unser heutiges Wissen über die vorgeburtliche Entwicklung und über die während der Schwangerschaft ablaufenden physiologischen Prozesse, angefangen bei der Befruchtung bis hin zur Geburt, verdanken, ist – wenn auch bisweilen nicht namentlich, so doch zumindest von der Geschlechtszugehörigkeit – zweifelsfrei belegt: Es waren (und sind noch heute überwiegend) Männer. Als sie die ersten Mikroskope entwickelt hatten und damit auch das sichtbar machen konnten, was ihren Anteil an der Befruchtung ausmachte, nannten sie die in ihrem Ejakulat herumschwimmenden Samenfäden »Spermatozoen«, was aus dem Griechischen übersetzt »Samentierchen« heißt. Im Kopfteil dieser kaulquappenartigen Gebilde glaubten sie damals einen zwar noch sehr winzigen, aber doch schon vollständig ausgebildeten, zusammengekauerten Menschen zu erkennen. Als sie herausgefunden hatten, dass bei der Befruchtung eine solche männliche Samenzelle mit einer Eizelle der Frau verschmilzt, schien die Aufgabe dieser Eizelle ebenfalls klar. Sie – und nachfolgend die Plazenta – lieferte die Nährstoffe, die gebraucht wurden, damit der im Spermakopf komplett vorgebildete Miniaturmensch zu einem richtigen Kind und später zu einem richtigen Menschen – möglichst einem Mann – heranreifen konnte.

Zum Glück wurden die Mikroskope mit der Zeit immer präziser, sodass man damit immer genauer in die Spermienköpfe hineinschauen konnte. So blieb von der ursprünglichen und bis dahin allgemein geteilten Vorstellung, dass dort ein präformiertes Menschlein auf seine Ernährerin wartete, nicht mehr viel übrig. Das Spermium erwies sich vielmehr als eine sehr speziell aufgebaute Zelle. Der Kopf war gewissermaßen der Zellkern und enthielt die hochkomprimierten Chromosomen, also die Erbsubstanz, spiralig aufgewickelte Nukleinsäureketten, an Kerneiweiße, so genannte Histone, gebunden. Das ganze Arrangement einer solchen Spermienzelle war recht beeindruckend. Unter dem Mikroskop ließ sich am Kopf eine lange Geißel zur Fortbewegung erkennen, am Geißelansatz lag eine Batterie gebündelter Mitochondrien, die als Energiemotoren für den Antrieb der Geißel sorgt. Das auf dem Kopf als Kappe aufsitzende Achrosom erwies sich als ein kleiner, mit Enzymen gefüllter Container, die zur Auflösung der Zellmembranen bei der Befruchtung führten. Ins Innere der Eizelle gelangt allerdings nur der Kern bzw. die darin enthaltenen Chromosomen mit der Erbsubstanz, der DNA. Das war, gemessen an dem, was die mütterliche Eizelle mitbrachte – nämlich das komplette

Equipment, das eine funktionsfähige Zelle braucht, damit sie wachsen und sich teilen kann – recht dürftig.

Trotz dieses eher bescheidenen Beitrages der Spermien zu dem was später ein Kind wird, war vorerst keine vollständige Revision des bisherigen (männergemachten) Weltbildes notwendig. Denn inzwischen – das war etwa in den 50er-Jahren des vergangenen Jahrhunderts – war es (anderen Männern) gelungen, nachzuweisen, dass diese von den Spermien mitgebrachten DNA-Fäden das Entscheidende waren, worauf es bei der Befruchtung (und vor allem für die Vererbung der in diesen DNA-Strängen kodierten, vom Vater in die befruchtete Eizelle eingebrachten Anlagen) ankam. Jetzt war die Welt wieder in Ordnung, denn – auch das hatten die (vorwiegend männlichen) Forscher bald herausgefunden – aus der so befruchteten Eizelle entwickelte sich anschließend, von den im Zellkern verschmolzenen väterlichen und mütterlichen Erbanlagen gesteuert, sozusagen »programmgemäß« zunächst ein Embryo und daraus dann das geburtsreife Kind. Vorausgesetzt, die Schwangere war gesund, rauchte nicht und trank keinen Alkohol, ernährte sich vernünftig und nahm keine Missbildungen verursachenden Medikamente ein, konnte nun eigentlich nichts mehr schief gehen. Nach der Geburt kamen dann die Verwandten und fanden, der oder die Kleine habe dies und das doch ganz offenbar vom Vater geerbt.

Diese Vorstellung vom automatischen »Abspulen« der im Kern der befruchteten Eizelle enthaltenen Erbinformationen bestimmte das Denken und Handeln nicht nur von Ärzten und Forschern, sondern auch weiter Kreise der Bevölkerung in den hoch entwickelten Industriegesellschaften bis zum Ende des vergangenen Jahrhunderts. Der bereits vor dem Zweiten Weltkrieg entstandene genetische Determinismus hatte damit auch den Bereich der vorgeburtlichen Entwicklung des Menschen erfasst. Alles, was bisher noch im Dunkeln verborgen war, schien nun durch die Entschlüsselung, Sequenzierung und Kartierung des menschlichen Genoms bis in alle Einzelheiten aufklärbar. Zu Beginn des 21. Jahrhunderts war es dann endlich so weit: Das gesamte, die menschliche Entwicklung steuernde genetische Programm war durchsequenziert. Die Begeisterung war groß, und die Abfolge der vier verschiedenen Nukleinsäuren, die den genetischen Code des Menschen darstellte, wurde sogar in manchen Tageszeitungen als Aneinanderreihung der vier Anfangsbuchstaben dieser Nukleinsäuren, A, G, T und C, abgedruckt.

Doch die Ernüchterung folgte auf dem Fuße. Die DNA-Sequenz des Menschen erwies sich als fast zu 99 Prozent identisch mit der von Schimpansen, und mit etwa 30 000 Genen besaß der Mensch offenbar nicht viel mehr genetische Anlagen als ein Wurm. Die DNA-Analyse von fossilen Überresten unserer frühen Vorfahren ergab zudem, dass sich am menschlichen Genom seit etwa 100 000 Jahren praktisch nichts mehr verändert hatte. Wäre also alles, was wir heute sind und was wir können, tatsächlich so genau von unseren Genen gesteuert, würden wir noch heute auf den Bäumen sitzen, könnten uns kaum sprachlich verständigen, würden noch immer Faustkeile schlagen, wilde Tiere erlegen und essbare Früchte, Beeren und Wurzeln suchen. Offenbar legen die genetischen Programme nicht fest, was wir sind, sondern bestenfalls, was aus uns werden könnte. Gelänge es, eine damals befruchtete Eizelle aufzufinden und sie einer heutigen Frau, sozusagen als Leihmutter, einzupflanzen, so wäre das von ihr ausgetragene und aufgezogene Wesen nicht von uns heute lebenden Menschen zu unterscheiden. Ein solcher Mensch würde so sprechen wie wir, hätte lesen, schreiben und rechnen gelernt, so wie wir, und würde sich in unserer heutigen Welt ebenso gut oder schlecht zurechtfinden wie wir.

So ziemlich alles, was uns heute so selbstverständlich erscheint, worauf wir stolz sind, was uns als Menschen auszeichnet – der aufrechte Gang, unsere Sprache, die Mimik und Gestik, mit der wir uns verständigen und unsere Gefühle zum Ausdruck bringen –, all das ist also nicht durch genetische Programme gesteuert, sondern wird von den in unsere heutige Welt hineinwachsenden Kindern erst von den Eltern übernommen und gelernt. »Transgenerationale Weitergabe erworbener Eigenschaften« nennen die Forscher diesen Prozess der Übertragung von Fähigkeiten und Fertigkeiten von einer Generation zur nächsten.

Vor allem Hirnforscher waren von der enormen Plastizität und Lernfähigkeit des menschlichen Gehirns fasziniert. Sie konnten zeigen, dass Kinder bereits lange vor der Geburt in der Lage sind, zu lernen. Sie sammeln bereits eigene Erfahrungen über die Beschaffenheit ihrer intrauterinen Lebenswelt und verankern diese in ihrem Gehirn in Form bestimmter Verschaltungsmuster der sich dort entwickelnden Nervenzellen und synaptischen Verbindungen. All das, was ein Neugeborenes an Fähigkeiten und Fertigkeiten mit auf die Welt bringt, hat es also im Mutterleib bereits in der einen oder anderen Weise kennen gelernt, sich angeeignet und geübt. Genau genommen, so lautet eine der wichtigsten Erkenntnisse der Hirnforscher und Entwicklungspsychologen, ist das Gehirn eines Kindes so beschaffen, dass es gar nichts wirklich Neues zu lernen imstande ist. Es kann immer nur etwas Neues zu dem bereits vorhandenen Wissen und den bereits entwickelten Fähigkeiten hinzulernen. Neues muss also immer an bereits Vorhandenes anknüpfbar, assoziierbar sein. Das gilt natürlich auch schon für all jene Lernprozesse, die vor der Geburt stattfinden.

Seitdem sich diese neue Erkenntnis unter den Forschern durchzusetzen und allmählich auch in der Öffentlichkeit zu verbreiten beginnt, erscheint die Phase, die ein Mensch vor seiner Geburt durchläuft, in einem völlig neuen Licht: Alle Kinder kommen nicht nur deshalb mit ähnlichen Fähigkeiten und Fertigkeiten zur Welt, weil ihre genetischen Anlagen weitgehend identisch – eben für den Menschen typisch – sind. Sie gleichen sich auch deshalb, weil sie alle aus einer für alle Menschen typischen intrauterinen Welt kommen. In dieser Welt haben sie alle ähnliche Bedingungen vorgefunden und prinzipiell ähnliche Erfahrungen gemacht. Deshalb ist auch ihr Gehirn, wenn sie zur Welt kommen, entsprechend ähnlich strukturiert.

Aber auch wenn diese vorgeburtliche Welt im Mutterleib, die mitgebrachten genetischen Anlagen und die sich in dieser Welt abspielenden Entwicklungsprozesse im Großen und Ganzen für alle Menschen weitgehend gleich – also für alle Menschen typisch – sind, so sind sie doch nicht für jedes Kind identisch. Im Gegenteil, jedes Kind besitzt seine eigenen, nur einmal in dieser Weise aus väterlichem und mütterlichem Genom zusammengewürfelten Erbanlagen. Jedes Kind entfaltet diese in der befruchteten Eizelle mitgebrachten Anlagen in einer intrauterinen Welt, die nur einmal in dieser Weise gegeben ist. Bei jeder Schwangerschaft sind die Befindlichkeit, die Lebensumstände und der Körper der Mutter zwangsläufig etwas anders beschaffen. Deshalb durchläuft auch jedes ungeborene Kind die sich im Verlauf seiner Entwicklung abspielenden inneren Strukturierungs- und Formungsprozesse in einer nur einmal möglichen, also unwiederholbaren Weise. Jedes Kind ist daher also zu jedem Zeitpunkt seiner Entwicklung ein einzigartiger Mensch.

Natürlich kann es bestimmte Erbanlagen oder Kombinationen von Erbanlagen geben, die die gesamte weitere Entwicklung des Embryos und des aus diesem Embryo entstehenden Kindes in eine bestimmte Richtung lenken. Aber ebenso können die vor der Geburt ablaufenden Entwicklungsprozesse durch eine ganz besondere Beschaffenheit der Welt, in der sich dieser Embryo zu einem geburtsreifen Kind entwickelt, in eine ganz bestimmte Richtung gelenkt werden. Auf der Grundlage dieser neuen Erkenntnisse hat sich nun endlich, zu Beginn des neuen Jahrtausends, die alte Streitfrage, was bei einem neugeborenen Kind nun »vererbt« oder aber »erworben« sei, als eine von Anbeginn dieses Streits falsch gestellte Frage erwiesen: Nicht alles, was »angeboren« ist, muss auch wirklich »vererbt« sein, und manche Eigenschaften, Fähigkeiten und Fertigkeiten, mit denen unsere Kinder zur Welt kommen und die auf den ersten Blick so aussehen, als seien sie »vererbt«, können vorgeburtlich »erworben« sein.

3
Die Lebenswelt des ungeborenen Kindes

Der starre Blick auf die Gene hat fast ein ganzes Jahrhundert lang die Sicht verstellt und uns daran gehindert zu erkennen, wie komplex und faszinierend das Wechselspiel von genetischen Anlagen und Umweltfaktoren eigentlich ist. Er hat auch davon abgelenkt, darüber nachzudenken, was eigentlich gemeint ist, wenn wir von »Umweltfaktoren« sprechen. Sie müssen irgendetwas mit der Mutter und ihrem Organismus zu tun haben, das war wohl allen klar. Dennoch hat die Person, die das ungeborene Kind neun Monate lang austrägt, bisher nur wenig Beachtung gefunden. Das gilt auch für ihren Partner. Es ist an der Zeit, den werdenden Eltern nicht nur mit naturwissenschaftlichem Interesse zu begegnen, sondern mit ein wenig Einfühlung und Verständnis für ihre innere Situation. Immerhin bilden sie nicht nur die physische, sondern auch die emotionale Matrix, in die sich das ungeborene Kind hineinentwickelt.

Die Mutter – das erste Zuhause

Die Gebärmutter, das erste Zuhause des ungeborenen Kindes, ist Teil des komplexen körperlichen, psychischen und sozialen Systems »Mutter«. Und die werdende Mutter ist nun einmal ein lebendiges Wesen, eine Frau die atmet, isst, trinkt, verdaut; die auf ihre Art auf Belastungen und Herausforderungen reagiert, die Hormone ausschüttet, die sich entspannen kann oder chronisch angespannt ist; die gesund oder krank ist; die liebt, sich ängstigt, wütend, verwirrt, nervös oder ruhig ist, sich sicher oder bedroht fühlt, leidet oder zufrieden ist. Die Gebärmutter ist also Teil des beseelten, lebendigen mütterlichen Organismus.

Aber die werdende Mutter ist selbst wiederum nur Teil des komplexen Systems, in dem sie lebt, das Einfluss auf sie nimmt, auf das sie reagiert und das sie zu bestimmten Reaktionen veranlasst. So haben die sozio-ökonomischen und politischen Bedingungen einen entscheidenden Einfluss auf das Wohlbefinden der Schwangeren. Ist sie finanziell versorgt oder muss sie um ihre Existenz und die ihres zukünftigen Kindes bangen? Lebt sie unter einigermaßen sicheren Lebensumständen oder ist sie auf der Flucht vor Krieg und Verfolgung? Passt das Kind in ihre Lebensplanung? Ist sie alt genug, um die emotionale und praktische Herausforderung, die ein Kind mit sich bringt, anzunehmen? Oder ist sie womöglich zu alt dafür, weil andere Lebensaufgaben für sie im Vordergrund stehen? Auch der sozio-ökonomische Status der Schwangeren wirkt sich zwangsläufig auf die Qualität der pränatalen Entwicklung aus. Inzwischen wissen wir nicht nur, dass Frauen, die Hunger leiden, weniger fruchtbar sind, sondern auch, dass Frauen, denen es finanziell besonders gut geht, weniger Kinder bekommen. Der Organismus ist eben keine Maschine. Er reagiert auf die äußeren Umstände.

Ebenso bedeutsam für die Lebenswelt des ungeborenen Kindes ist die Qualität der Beziehung, die seine Eltern miteinander leben. Vielleicht hegen die Eltern einen tiefen Wunsch nach einem Kind, vielleicht hat dieser Wunsch aber auch die Funktion, eine emotionale Leere zu füllen, den Partner an die Beziehung zu binden oder sie gar zu retten. Bisweilen soll das Kind einen Lebenstraum der Eltern verwirklichen oder Leistungen erbringen, die zu erfüllen sie selbst nie in der Lage waren. Auch diese Umstände haben Auswirkungen auf die Welt, in der sich das betreffende Kind zurechtfinden muss. Macht es gar einen Unterschied, ob das Kind in Liebe in einer intimen und stabilen Beziehung gezeugt wurde oder aus einem dringenden Bedürfnis nach Nähe, aus dem Wunsch, den Partner an sich zu binden, aus bloßer Lust, aus Desinteresse, Nachlässigkeit, aus Schuld, Rache, Wut, vielleicht sogar aus Gewalt? Wie wirkt sich all das aus?

Die meisten Menschen verfügen über ein intuitives Wissen über die weitreichenden körperlichen und emotionalen Veränderungen, die eine Schwangerschaft mit sich bringt. Besonders für eine Frau, die ihr erstes Kind erwartet, ist die Zeit der Schwangerschaft auch eine Vorbereitungszeit auf die Mutterschaft. Schließlich wird ja nach neun Monaten nicht nur ein Kind, sondern auch eine Mutter »geboren«. Glücklicherweise hat sie die ganze Schwangerschaft über Zeit, sich darauf vorzubereiten. Denn es ist eine große Herausforderung, alle Veränderungen, die in ihr und um sie herum vorgehen, in Einklang zu bringen. Oft verändert sich die ganze bisherige Lebenssituation: Sie heiratet vielleicht oder zieht mit dem Vater des Kindes zusammen; häufig ändert sich auch die berufliche Situation. Nicht zu vergessen sind auch die starken körperlichen Umstellungen: Immerhin steigt der Östrogenspiegel um das 1000fache und der gesamte Stoffwechsel stellt sich um. Der Körper muss ja für eine optimale Versorgung des Kindes sorgen. Das Herz schlägt rascher, die Atmung wird schneller, das Gewicht steigt, die Brüste werden größer, bei manchen Frauen wächst, bei anderen verringert sich die Lust auf Sexualität, und manche bekommen sogar mitten in der Nacht Appetit auf Rollmöpse.

Die Psyche hat in der Zeit der Schwangerschaft auch einige Turbulenzen zu verarbeiten. Neben der intensiven Freude und den Glücksgefühlen, die Frauen häufig empfinden, wenn sie schwanger sind, wird die Schwangerschaft von vielen Frauen auch als eine emotional sensibilisierende Zeit erlebt. Mit ihr gerät innerlich so viel in Bewegung, dass frau manchmal nicht mehr weiß, wer sie eigentlich ist: Die, die sie bisher war, ist sie jetzt nicht mehr, und das, was sie werden wird, liegt noch im Dunkeln. Frauen, die im Berufsleben immer ihren »Mann« gestanden haben, sehnen sich z. B. auf einmal nach Häuslichkeit, Innerlichkeit und viel Zeit für sich und das Baby. Die hormonelle Vorbereitung auf die Mutterschaft konfrontiert die Frau mit einer gehörigen Portion »Weiblichkeit«. Mit »Weiblichkeit« und »Mütterlichkeit« sind dabei psychische Qualitäten gemeint wie die Fähigkeit, sich noch besser als bisher auf eine andere Person einstimmen zu können und Gefühlskontakt mit ihr aufzunehmen, die Bereitschaft, eigene Bedürfnisse für eine Weile zurückzustellen und sich mehr um die Innenwelt als um die Außenwelt zu kümmern. Liebesgefühle werden dann oft wichtiger als Bedürfnisse nach Autonomie, Selbstbehauptung und Selbstverwirklichung.

Es kommt nicht von ungefähr, dass sich diese emotionalen Reaktionen in der Schwangerschaft verstärken. Sie sind biologisch und psychologisch geradezu notwendig, denn sie werden für den Aufbau der Beziehung zwischen Mutter und Kind gebraucht. Das Baby verlangt in den ersten Monaten seines Lebens bei Tag und Nacht fast durchgängig ungeteilte Aufmerksamkeit. Es braucht also eine Mutter (und auch einen Vater) mit der Bereitschaft, sich emotional auf es einzustellen, seine Bedürfnisse wahrzunehmen und so gut wie möglich zu befriedigen. Auf der anderen Seite stellt diese Portion »Mutterinstinkt« eine nicht immer leicht zu bewältigende Herausforderung für die Frau dar. Sie passt vielleicht nicht zu ihrem Selbstbild als einer selbstständigen, selbstbewussten und emanzipierten Frau, einer Frau, die ihr Geld selbst verdient und beruflich Karriere macht. Für die werdende Mutter stellt sich daher die Aufgabe, diese weiblichen Qualitäten in ihr äußeres und inneres Leben zu integrieren. Das ist nicht immer einfach. Es ist auch nicht immer möglich (oder gewollt), die berufliche Tätigkeit an die neue innere Situation anzupassen. Auch der Partner muss bereit sein, unbekannte Seiten seiner Frau zu akzeptieren und ihnen Raum zu geben. Diese Integration neuer emotionaler Qualitäten in die eigene Identität bedeutet also eine nicht zu unterschätzende Herausforderung. Immer dann, wenn der Psyche Veränderungen abverlangt werden, »sucht« sie gewissermaßen nach ähnlichen Erfahrungen in der Vergangenheit, um sich daran orientieren zu können. Daher ist es ziemlich wahrscheinlich, dass bei der Frau in dieser Zeit mehr oder weniger vage Gefühle und vielleicht sogar bewusste Erinnerungen auftauchen, die vor allem mit der »Mütterlichkeit« ihrer eigenen Mutter zu tun haben. Diese Erfahrungen sind in ihrem Körper und ihrer Psyche gespeichert und beeinflussen in vieler Hinsicht die Art und Weise, wie sie mit dem eigenen Kind umgeht. So kann es Frauen, die als Baby keinen liebevollen Körperkontakt erlebt haben, bisweilen schwer fallen, dem eigenen Kind mit körperlicher Nähe zu begegnen. Auf der anderen Seite kann die Erinnerung an positive Erfahrungen mit der eigenen Mutter zu einer wichtigen Ressource werden, die der Frau den natürlichen Zugang zu ihrer eigenen Mutterschaft erleichtert. Allerdings führen widrige Kindheitserfahrungen nicht zwangsläufig zu problematischen Verhaltensweisen im Erwachsenenalter. Die Entwicklung des Menschen über seine gesamte Lebenszeit ist sehr komplex und glücklicherweise ist das Gehirn in der Lage, zeitlebens hinzuzulernen und neue, also auch positive Erfahrungen zu verankern und zu integrieren.

Gerade die mit der Schwangerschaft einhergehende emotionale Sensibilisierung bietet eine einzigartige Chance für die psychische Weiterentwicklung. Die Psyche stellt sich gewissermaßen auf ihre neuen Aufgaben ein und »öffnet sich« daher ein Stück weit. Es kann zum Beispiel sein, dass die werdende Mutter sich im Laufe der Schwangerschaft wieder mehr der eigenen Mutter annähert und versöhnende Kontakte möglich werden. Es ist auch möglich, dass sie innerlich ruhiger wird und nach Wegen sucht, um auf reife, erwachsene Art im Leben zu stehen. Möglicherweise kommt es auch zu einer Vertiefung der Liebesbeziehung zum werdenden Vater. Auf der anderen Seite können bisweilen auch negative innere Bilder auftauchen, die die Schwangerschaft emotional zu einer Krisenzeit werden lassen: starke Gefühle von Stress und emotionaler Überforderung, die oft gar nicht direkt zuzuordnen sind und die die betroffene Frau nicht selten durch Rauchen, Trinken oder anderes Suchtverhalten im Zaum zu halten versucht. Intensive Einsamkeits- und Abhängigkeitsgefühle können ebenso auftauchen wie Ängste, die sogar Panik-Charakter haben können. Auch die Entstehung von psychischen Symptomen, wie Depression, zwanghaftes Verhalten und Psychosen, oder der Ausbruch von somatischen Krankheiten ist in dieser Phase in Einzelfällen möglich.

Solche Extreme sind zwar sehr selten, aber wahrscheinlich durchlebt jede Frau während der Schwangerschaft Phasen von Unsicherheit, in denen Ängste und Sorgen in den Vordergrund rücken. Meist richten sich die damit einhergehenden Vorstellungen und Fantasien auf das Kind und dessen Wohlergehen: Das Kind könnte krank oder missgebildet sein oder im Mutterleib Schaden erleiden. Bei der Entbindung könnten Komplikationen auftreten, Früh- oder Totgeburt droht etc. Und natürlich fallen hierunter auch all die Sorgen und kritischen Gedanken über eigene Unzulänglichkeiten: Bin ich gut genug für mein Kind, obwohl ich mich nicht immer gesund ernähre und ziemlich gestresst bin? Ertrage ich die Geburtsschmerzen? Werde ich eine gute Mutter für mein Kind sein? Zusammen mit all den eher positiv gefärbten Bildern, wie das Kind aussehen wird, welche Qualitäten es haben wird, ob es ein Junge oder Mädchen ist, wie wunderschön es sein wird, das Kind in den Armen zu halten etc., haben auch diese negativen Bilder eine Funktion. Sie tragen dazu bei, die werdende Mutter auf ihre neue Rolle vorzubereiten. Indem sie alle Eventualitäten vorher in Gedanken durchspielt, kann sie, falls erforderlich, auch schneller Lösungen finden. Wenn die Ängste allerdings zu viel Raum einnehmen, zu wenig relativiert werden durch positive Vorstellungen über das Wohlergehen des Kindes und das eigene Muttersein, dann braucht die Schwangere Unterstützung durch Menschen, die Sicherheit und Ruhe ausstrahlen und ihr dabei helfen, sich wieder zu stabilisieren.

Die Schwangerschaft ist eben nicht nur eine Zeit von »himmelhochjauchzend«, sondern auch manchmal von »zu Tode betrübt«.

Wenn das Wissen über diese mit der Schwangerschaft einhergehenden emotionalen Veränderungen in unserer Gesellschaft stärker verbreitet wäre, könnten viele werdende Eltern wahrscheinlich besser damit umgehen. Sie würden sich dann vielleicht leichter auch diesen schwierigen Gefühlen stellen. Weil wir es nicht gewohnt sind, unsere Ängste bewusst wahrzunehmen und uns mit ihnen auseinander zu setzen, vertrauen wir lieber dem Mythos der Machbarkeit und Kontrollierbarkeit, der von der modernen Medizin und Geburtshilfe vermittelt wird. So haben pränatale Tests z. B. nicht zuletzt die Funktion, uns ein Gefühl der Sicherheit zu geben, damit wir unsere Ängste im Zaum halten können. Leider handelt es sich dabei meist um ein Gefühl der Sicherheit, das »von außen« kommt. Es versperrt aber den Zugang zu den eigenen Gefühlen und Impulsen. Weil so viele Menschen verlernt haben, ihre Aufmerksamkeit nach innen und damit auch auf das intensiv körperliche-emotionale Geschehen der Schwangerschaft zu richten, verpassen sie die Chance, sich diesem Geschehen hinzugeben. Damit schwächen sie als werdende Eltern unter Umständen auch den Kontakt zu sich selbst und die intensiven Gefühle der Verbindung zu ihrem Kind und ihren eigenen Lebensprozessen; Gefühle, die meist mit tief empfundener Ruhe, Glück und Befriedigung einhergehen.

So hat auch die Art und Weise, wie Ärzte, Hebammen, Wissenschaftler, Politiker und andere gesellschaftliche Kräfte die Schwangerschaftsvorsorge und die Geburtshilfe gestalten, Einfluss auf die Welt und auf die emotionale Matrix, in die sich das ungeborene Kind hineinentwickelt. Anders als in vielen Ländern dieser Erde gibt es bei uns feste Standards und Regeln hierfür. Sie sind ein großer Segen und haben entscheidend dazu beigetragen, dass die Geburt in unserer Gesellschaft im Allgemeinen keine lebensgefährliche Angelegenheit mehr ist. Wenn diese Schwangerschaftsvorsorge sich jedoch in erster Linie mit den rein medizinischen Aspekten von Schwangerschaft und Geburt beschäftigt, geraten die ganzheitlichen, psychosozialen und emotionalen Aspekte allzu leicht aus dem Blick. Die werdende Mutter wird dann mitunter mit ihren Gefühlen und ihren Schwierigkeiten allein gelassen. Nicht selten wirkt sich das ungünstig auf den Verlauf von Schwangerschaft und Geburt aus.

Auch der Vater gehört dazu

Natürlich hat auch der Partner Einfluss auf das Wohlergehen der Schwangeren. Aus entsprechenden Untersuchungen geht hervor, dass Frauen, die aus einer Partnerschaft mit einem missbrauchenden oder vernachlässigenden Ehemann kommen, im Vergleich zu anderen, die in einer sicheren und unterstützenden Ehesituation leben, ein doppelt so hohes Risiko haben, ein emotional oder physisch behindertes Kind auf die Welt zu bringen. Der Partner gehört also ebenfalls zur »Umwelt« des ungeborenen Kindes. Mit seiner Art, auf die Schwangerschaft und auf die sich wandelnde Beziehung zu seiner Frau zu reagieren, und nicht zuletzt durch seine Unterstützung in emotionaler und ökonomischer Hinsicht hat er großen Einfluss darauf, wie stark die schwangere Frau belastet ist. Seine eigene innere Haltung zum Kind wirkt sich auf die gesamte Beziehungsdynamik zwischen Eltern und Kind aus. Er ist eben nicht nur durch seine »Gene« an der Entwicklung des ungeborenen Kindes beteiligt.

Noch in der Generation unserer Eltern war es unüblich, dass der Vater an Erziehungsaufgaben beteiligt war. Er war vor allem für den Lebensunterhalt der Familie zuständig. Der Vater war außer Haus beschäftigt und galt innerhalb der Familie als »Autoritätsperson auf Abstand«. Heutzutage sieht die Rolle des Vaters auch emotionale Aufgaben vor. Wir wissen heute, wie wichtig die Beziehung des Vaters zum Kind für dessen psychische Entwicklung ist. Neben der intensiven gebärmütterlichen und nachgeburtlichen Mutter-

Kind-Beziehung hat auch der Vater eine wichtige Funktion: die Brücke zu bauen von der nahen Beziehung zur Mutter hin zu Selbstständigkeit und Autonomie. Darüber hinaus ist er für seinen Sohn eine wichtige Identifikationsfigur mit Blick auf dessen Entwicklung einer Geschlechtsidentität. Für seine Tochter stellt er die erste Begegnung mit dem männlichen Geschlecht dar, durch die sie sich als werdende Frau erleben kann.

Während der Schwangerschaft, Geburt und der ersten beiden Lebensjahre ist für das Kind die Beziehung zur Mutter primär: Sie ist es, die das Kind neun Monate in ihrem Leib getragen hat, sie ist es, die es stillen kann und deren Körper und Stimme vertraut sind und Sicherheit bieten. Die Beziehung zum Vater ist demgegenüber sekundär. Das heißt aber nicht, dass sie unwichtig wäre. Der Vater ist von Anfang an Teil der emotionalen Matrix, in der sich das ungeborene Kind entwickelt – mit all seinen Vorstellungen über das Kind, seinen Wünschen und Ängsten, seinem »Ja« oder seinem »Nein« zu ihm, seiner Beziehung zur Mutter des Kindes und seiner Einschätzung der Lebenssituation, in die die Schwangerschaft eintritt: Wichtig ist auch, ob er die Rolle des Vaters mit den Verantwortlichkeiten und immerhin lebenslangen Verbindlichkeiten akzeptieren kann. Voraussetzung dafür ist der vollzogene Übergang von der Identität eines Jugendlichen zur Identität eines erwachsenen Mannes. Voraussetzung ist auch, dass die eigene Familie nun emotional wichtiger ist als die Ursprungsfamilie, wodurch die eigenen Eltern aus ihrer Verantwortung entlassen werden und in aller Ruhe »Großeltern« werden können.

Die Beziehung zwischen den zukünftigen Eltern wird durch die Schwangerschaft in vielfältiger Weise beeinflusst. Der Mann muss sich daran gewöhnen, dass seine Frau »Mutter« wird, genauso wie sich die Frau daran gewöhnen muss, dass ihr Mann »Vater« wird. Veränderungen von Identität und Rolle gehen dabei nicht immer leicht vonstatten. Sie können z. B. durch alte innere Bilder belastet werden. Vielleicht entstehen beim Mann angesichts der sich entwickelnden Mütterlichkeit seiner Frau Ängste, dass sie so werden könnte wie seine eigene Mutter; dass sie genauso wenig Verständnis für seinen Freiheitsdrang aufbringen könnte wie seine Mutter. Oder die Frau projiziert auf einmal das Bild ihres abwesenden, arbeitsamen Vaters, der keine Zeit für sie hatte, auf ihren Mann, der nunmehr damit beschäftigt ist, seine neue Vaterrolle ernst zu nehmen und die finanzielle Grundlage für die Familie zu verbessern. Hinzu kommt, dass das Paar nicht nur mit sich selbst und seiner Beziehung ins Reine kommen muss, sondern auch noch Platz machen muss für den oder die Dritte im Bunde. Schon in der Schwangerschaft wird diese neue Situation gedanklich durchgespielt. Manche Eltern sind sehr gut in der Lage, sich das Zusammenleben zu dritt als bereichernd und befriedigend vorzustellen. Andere zermürben sich durch Rivalitäten und Eifersucht. Bei diesen Paaren gehört entweder das Kind gefühlsmäßig nur zu einem der beiden Eltern und der andere Elternteil wird abgewertet. Oder aber der Beziehung zum Partner gilt die höchste Priorität und dem Kind wird demgegenüber kaum Platz eingeräumt. Die Fähigkeit, das Kind als dritte Person gedanklich in die eigene Beziehungswelt zu integrieren, ohne sich selbst oder den Partner aus der Beziehung zum Kind auszuschließen, ist außerordentlich wichtig. Psychologische Untersuchungen belegen, dass Kinder von Paaren, die dazu schon während der Schwangerschaft in der Lage waren, im Kleinkindalter weniger aggressives Verhalten zeigen. Bei der Lösung von Konflikten sind diese Kinder flexibler und effektiver. Die Qualität der Dreier-Beziehung zwischen Mutter, Vater und Kind stellt also von Anfang an eine wichtige Einflussgröße für die Persönlichkeitsentwicklung des Kindes dar.

Auch wenn der Vater der schwangeren Frau gegenüber im Nachteil ist, weil er das Kind nicht direkt in seinem Leib fühlen kann, so kann er dennoch mit ihm in Verbindung treten. Sobald die Bewegungen des Kindes spürbar sind, kann er zum Beispiel durch Berührung der Bauchdecke Kontakt mit ihm aufnehmen. Viele Väter berichten, dass sich das

Kind zur Hand hinbewegt, als ob es seinerseits Kontakt suchen würde. Außerdem wissen wir, dass eine tiefe, männliche Stimme besonders gut in die intrauterine Welt des Kindes vordringt, sodass man davon ausgehen kann, dass das Kind sich nicht nur an die mütterliche Stimme gewöhnt, sondern auch die Stimme des Vaters kennen lernt. Ansonsten geht der Kontakt zwischen Vater und Kind wahrscheinlich indirekt über das Erleben der Mutter vonstatten. Im Allgemeinen ist der Vater des Kindes die wichtigste Person, auf die sie sich bezieht. In emotional unsicheren Zeiten der Schwangerschaft kann er durch sein Verhalten ihr, dem Kind und der Lebenssituation gegenüber ein Fels in der Brandung sein. Natürlich kann er umgekehrt auch zu Angst und Stress beitragen. Das Gefühlsleben der Schwangeren wird also durch ihn nachhaltig beeinflusst und wirkt sich auf indirekte Weise auch auf das Kind aus.

Die Qualität der Vater-Kind-Beziehung hängt davon ab, ob er als Person in der Lage ist, sich empathisch in die Situation seiner Frau einzufühlen und auch gefühlsmäßig Kontakt mit seinem ungeborenen Kind aufzunehmen. Eigentlich braucht auch er dafür »Mutterinstinkte«, die es ihm ermöglichen, liebevoll und feinfühlig zu reagieren. Wunderbarerweise scheint der Organismus gerade dafür zu sorgen. Nicht nur die Frau reagiert nämlich auf die Schwangerschaft mit hormonellen Veränderungen, auch der Mann ist davon betroffen. Vor und nach der Geburt lassen sich in seinem Speichel erhöhte Werte von Prolaktin, Kortisol und Östrogen nachweisen, Hormone, die Umbauprozesse im Gehirn vorbereiten und mütterliches fürsorgliches Bindungsverhalten stimulieren. Außerdem kann man bei Männern in den ersten Wochen nach der Geburt eine rapide Reduktion der Testosteron-Produktion feststellen. Testosteron ist das männliche Sexualhormon, durch das der Mann motiviert wird, sich Sexualpartner zu suchen, um Macht und Status zu kämpfen und Risiken einzugehen – Eigenschaften, die nicht gerade zu den Erfordernissen der frühen Vaterschaft passen. Sinkt der Testosteron-Spiegel, kann er dagegen »weichere« Seiten an sich entdecken und sich dadurch besser in die Welt seines Kindes und seiner Frau einfühlen. Da die hormonellen Veränderungen beim Mann denen der Frau kurz vor und nach der Geburt ähneln, vermutet man, dass die Synchronisierung ihrer Physiologie durch die räumliche und emotionale Intimität zwischen den beiden Partnern zustande kommt. Möglicherweise stimuliert der Austausch von Geruchsstoffen (Pheromone) diese Prozesse. Wie diese Informationsübertragung im Einzelnen funktioniert, weiß man jedoch noch nicht. Auf jeden Fall ist ersichtlich, dass auch der Mann nicht nur emotional, sondern auch körperlich »ein bisschen schwanger« ist. Auf diese Weise wird ihm gewissermaßen geholfen, sich auf seine Vaterschaft vorzubereiten.

Für manche Männer stellt dies eine große Herausforderung dar. Weiche, emotionale Seiten passen nach eigener Ansicht nicht zu ihrer Identität und deshalb kann es vorkommen, dass sie sich dagegen mit aller Kraft wehren. Männer, die während der Schwangerschaft fremdgehen, ihre Frau verlassen oder sich dem Kind gegenüber ablehnend oder sogar gewalttätig verhalten, versuchen mitunter diesen inneren Konflikt durch Stimulation ihres Testosteron-Spiegels zu bekämpfen. Glücklicherweise gibt es jedoch immer mehr Männer, die sich nicht für ihre Empfindsamkeit schämen, sondern sie auf ihre eigene Weise mit ihrem Kind und ihrer Frau zum Ausdruck bringen. Ein junger Mann mit einem Baby im Tragetuch ist heute keine Seltenheit mehr. Die Gesellschaft gewöhnt sich allmählich an die »neuen Väter«. Für unsere Kinder ist diese Entwicklung auf jeden Fall ein Segen.

Körper und Seele – untrennbar eins

Die heutzutage in unserer Gesellschaft anzutreffenden Vorstellungen über die vorgeburtliche Entwicklung gleichen in vieler Hinsicht den Auffassungen, die noch vor wenigen Jahren über die Säuglingsphase verbreitet waren. Hier hat sich allerdings in den letzten Jahrzehnten das Wissen durchgesetzt, dass der Säugling ein sehr lebendiges Wesen ist, das aktiv auf seine Umgebung Einfluss nimmt, mit ihr in ständiger Interaktion steht und so das gemeinsame Geschehen und damit auch seine eigene Entwicklung mitbestimmt. Die Bindungsforschung und insbesondere die Säuglingsforschung belegen eindrucksvoll, wie »kompetent« der Säugling ist und wie wichtig seine ersten Erfahrungen für seine weitere psychische Entwicklung sind.

Zurzeit erleben wir, was unser Wissen über die vorgeburtliche Lebensphase betrifft, einen ähnlichen Paradigmenwechsel. Psychologische Aspekte der Schwangerschaft und Geburt werden wissenschaftlich gesehen allmählich salonfähig. Die Forschungsergebnisse von Neurobiologen, Psychologen, Stressforschern und Verhaltensbiologen fügen sich wie ein Puzzle zusammen und ergeben das Bild eines ungeborenen Kindes, das schon im Mutterleib eine psychische Entwicklung durchläuft. Dieses neue Bild zwingt uns, Fragen zu beantworten, die bisher in dieser Form noch nie gestellt wurden. Beginnt die psychische Entwicklung erst dann, wenn sie an ein eigenes Bewusstsein gekoppelt ist? Ist sie gar an den Erwerb der Sprache gebunden? Ist sie abhängig von einem funktionierenden Nervensystem? Welche Funktionen des Nervensystems sind dafür im Einzelnen notwendig? Und nicht zuletzt die alles entscheidenden Fragen: Wann genau fängt die psychische Entwicklung eines Menschen überhaupt an? Ist das Zellhäufchen, der Embryo oder der Fötus noch kein Mensch?

Ganz abgesehen davon, dass die Beantwortung dieser Fragen im Zeitalter der Embryonenforschung sehr aktuell ist und weitreichende politische und ökonomische Konsequenzen hat, geht es dabei doch um die zentrale Frage, ob Körper und Seele als zwei getrennte Entitäten gesehen werden oder ob sie nur zwei Seiten derselben Medaille sind. In unserer Kultur haben wir uns an die Dualität von Körper und Seele gewöhnt: Wir vertrauen den Körper den Ärzten an und lassen die Leiden der Seele von Psychotherapeuten oder Seelsorgern behandeln. Wenn wir über psychische Phänomene sprechen, benutzen wir völlig andere Begriffe als bei der Beschreibung körperlicher Vorgänge. Wenn wir die untrennbare Verbindung zwischen Körper und Psyche zum Ausdruck bringen wollen, fehlen uns die geeigneten Worte gänzlich. Vor demselben Problem stehen wir, wenn wir den Entwicklungsprozess im Mutterleib beschreiben wollen. Gerade hier kommen wir nicht umhin, Begriffe zu finden, die sowohl das körperliche als auch das psychische Geschehen zum Ausdruck bringen und darüber hinaus auch noch die Interaktion zwischen beiden beschreiben.

Gerade die vorgeburtliche Entwicklung lehrt uns, dass Körper und Psyche untrennbar miteinander verbunden sind. Ob es sich nun um die befruchtete Eizelle handelt, um den Embryo oder das geburtsreife Kind, immer geht es um ein Lebewesen, das sowohl körperliche als auch psychische Komponenten in sich vereinigt. Ein menschlicher Organismus entsteht nicht dadurch, dass Zellen zunächst einen Körper bilden, zu dem später irgendwann einmal die Seele hinzukommt. In dem Maß, wie sich der Körper im Verlauf der pränatalen Entwicklung immer weiter ausdifferenziert, entfaltet sich gleichzeitig und untrennbar damit auch die Psyche des ungeborenen Kindes.

4
Die Befruchtung

Wir haben uns daran gewöhnt, zu glauben, dass all das, was ein Kind mit auf die Welt bringt, weitgehend vom Zufall bestimmt ist. Tatsächlich lässt sich auch kaum vorhersagen, in welcher Weise sich die vom Vater und von der Mutter stammenden genetischen Anlagen im Zellkern der befruchteten Eizelle kombinieren und welche Entwicklungsschritte und Entwicklungsleistungen – und damit auch welche Merkmale eines Kindes – stärker von den väterlichen oder den mütterlichen genetischen Anlagen bestimmt werden. Da zudem das väterliche wie das mütterliche Genom jeweils zur Hälfte von den jeweiligen Müttern und Vätern dieser Eltern, also den Großeltern des werdenden Kindes stammt, kann die Ausformung bestimmter Merkmale mehr oder weniger deutlich auch von entsprechenden Kombinationen der genetischen Anlagen ebendieser Großmütter oder Großväter beeinflusst werden. Die genetische Ausgangskonstellation, die sich nach der Verschmelzung einer bestimmten Eizelle mit einer bestimmten Spermazelle einstellt, ist also kaum vorhersagbar. Und dennoch ist sie nicht zufällig. Bevor es nämlich zu dieser Verschmelzung kommt, wird zunächst im Großen und Ganzen und später noch einmal im Einzelnen nach verschiedenen Kriterien geprüft, was am besten zueinander passt. Weder ist es dem puren Zufall überlassen, welche Partner miteinander ein Kind zeugen, noch hat jedes der Abermillionen Spermien, die der von einer bestimmten Frau auserwählte Mann auf den Weg schickt, die gleiche Chance, eine befruchtungsbereite Eizelle der von ihm ausgesuchten Frau zu erreichen und dann auch tatsächlich zu befruchten. Auf diese Weise wird dem Zufall also gleich auf mehreren Ebenen ein natürlicher Riegel vorgeschoben und dafür gesorgt, dass sich bei der Befruchtung nicht alles nach Belieben und in chaotischer Weise vermischt.

Partnersuche und Partnerwahl

Die meisten Kinder entstehen, weil sich zwei Menschen, ein Mann und eine Frau, begegnet sind, die das Gefühl haben, zueinander zu passen, bisweilen sogar glauben, füreinander bestimmt zu sein. Jeder Mann und auch jede Frau hat eine mehr oder weniger klare Vorstellung davon im Kopf, wie ein entsprechender andersgeschlechtlicher Partner aussehen müsste, wie er oder sie »sein« sollte, manchmal auch, was und wie viel er oder sie »besitzen« müsste. Diese Idealbilder eines möglichen Partners oder einer Partnerin sind oft schon sehr früh, meist bereits während der frühen Kindheit aufgrund irgendwelcher Erfahrungen in der Beziehung zu erwachsenen Männern oder Frauen – aber niemals rein zufällig – entstanden und im Gehirn in Form charakteristischer Verschaltungsmuster allmählich verankert worden. Später sind dann noch weitere Vorstellungen hinzugekommen und haben das ursprüngliche Bild ergänzt, modifiziert oder bisweilen auch überlagert. Männer suchen dann vielleicht eine Frau, die so liebevoll und fürsorglich ist wie die eigene Mutter (oder genauso kühl und unnahbar wie sie), die aber gleichzeitig so aussieht wie ein gerade bewunderter Film- oder Fernsehstar und die zudem unbedingt noch Nichtraucherin und möglichst auch eine Hundeliebhaberin, ein Fußballfan oder eine Bikerin sein sollte. Ähnlich geht es Frauen, die sich einen Mann fürs Leben (und fürs Kinderkriegen) wünschen, der ein bisschen wie der eigene Vater ist (oder auf den ersten Blick genau das Gegenteil von ihm zu sein scheint). Ein Mann, der sich im Leben zurechtfindet, von anderen anerkannt und bewundert wird und der möglichst auch noch in der Lage ist, genug Geld zu verdienen, ein Haus zu bauen (oder bauen zu lassen), und der sich zudem auch noch als liebevoller Partner und Vater um die Frau und die Kinder kümmert. Diese inneren Bilder sind nicht angeboren, sie werden in den eigenen Herkunftsfamilien und den jeweiligen Kulturkreisen, in dem die betreffenden Männer und Frauen aufwachsen, unter dem Einfluss der dort vorherrschenden Vorstellungen erworben. Manche dieser Vorstellungen haben sich im Lauf des letzten Jahrhunderts relativ stark verändert, andere sind nicht nur bei uns, sondern auch in anderen Gesellschaften weitgehend gleich geblieben.

Biologen haben sich lange Zeit den Kopf darüber zerbrochen, weshalb wir uns überhaupt mit so komplizierten Angelegenheiten wie der Partnerwahl und dem Geschlechtsverkehr beschäftigen. Schließlich wäre es viel einfacher, wenn es gar keine Geschlechter gäbe und jeder Mensch seine gesamten Gene an seine Nachkommen weitergeben würde, statt sie aufzuteilen und mit denen einer anderen Person zu vermischen. Wenn wir einen Moment außer Acht lassen, dass Sex nicht nur der Fortpflanzung dient, sondern auch noch Spaß macht, Befriedigung bietet und uns an unseren Partner bindet, dann zeigt sich, dass die sexuelle Fortpflanzung einen entscheidenden Vorteil hat: Wir können so nämlich unsere genetischen Anlagen immer wieder neu kombinieren. Falls Gene beschädigt werden oder mutieren, sind die Effekte weniger dramatisch, wenn es immer wieder zu einer Vermischung von Genmaterial kommt, durch die eventuelle Nachteile ausgeglichen werden. In unserer Partnerwahl scheinen wir uns dieses Prinzip, wenn auch unbewusst, zu Nutze zu machen. Das gilt nicht nur für die Vorliebe vieler Frauen oder Männer für einen Partner, der irgendwie anders ist als sie selbst, der sich zumindest in einigen Persönlichkeitsmerkmalen, in bestimmten allgemeinen Kompetenzen und auch in einzelnen konkreten Fähigkeiten deutlich von ihnen selbst unterscheidet. Das gilt auch für Merkmale, die die Partnerwahl auf eine noch weniger bewusste, durch eigene Erfahrungen nicht geprägte Weise beeinflussen, z. B. für den Körpergeruch. So haben Forscher u. a. herausgefunden, dass Frauen den Geruch derjenigen Männer am interessantesten finden, deren Immunsystem ihrem eigenen am wenigsten ähnelt. Scheinbar sind wir auf der Suche nach jemandem, dessen genetische Anlagen zusammen mit unseren eigenen für unsere Nachkommen eine neue, vielleicht noch bessere Genkombination bieten.

»Attraktive« Spermien und »verführerische« Eizellen

Die Partnerwahl ist also nicht nur persönlich, sondern auch biologisch bereits ein recht gezielter und für alle weiteren Entwicklungen entscheidender Anfang. Wenn die Partner dann auch noch zur rechten Zeit Sex miteinander haben, kann sich das Wunder vollziehen, und ein neuer Mensch entsteht: ein Junge oder ein Mädchen, mit braunen oder blauen Augen, mit blonden oder schwarzen Haaren, mit bestimmten charakteristischen Eigenschaften und Qualitäten.

Voraussetzung für dieses Wunder ist zum einen die Eizelle: Ein Mal pro Monat reift ein Ei in den Eierstöcken heran, springt heraus und wird vom Eileiter aufgefangen. Im Eileiter wandert es bis zur Gebärmutter, ist aber auf diesem Weg für nur ca. 24 Stunden befruchtungsfähig. Die andere Bedingung für das Wunder der Befruchtung ist die Samenzelle. Eine Ejakulation katapultiert bis zu 300 Millionen Samenzellen in einer Welle von Samenflüssigkeit in die Vagina. Die Samenzellen bestehen aus einem Kopfende, in dem sich das väterliche genetische Material befindet, und einem Schwanz, mit dem sie sich wie mit einer Art Außenbordmotor schwimmend fortbewegen können. So ausgerüstet machen sie sich auf eine Reise von ca. 17 Zentimetern durch den Gebärmutterhals, die Gebärmutter und den Eileiter zur Eizelle. Diese Strecke ist für eine kleine Samenzelle ziemlich weit. Sie muss einen Weg zurücklegen, der dem 2 000fachen ihrer eigenen Länge entspricht. Auf Menschenproportionen bezogen, hat sie also etwa einen Weg von 3 Kilometern zurückzulegen, und das auch noch schwimmend. Die Spermien sind dazu unterschiedlich gut befähigt. Mindestens ein Drittel von ihnen sind keine guten Schwimmer oder haben andere Handicaps. Mit ihnen zusammen bleiben auch noch viele andere aus verschiedensten Gründen auf der Strecke. Die wenigen (ca. 50), die es bis zum Eileiter schaffen, machen jetzt eine wichtige Veränderung durch: Am Kopfende der Spermien werden bestimmte Enzyme aktiviert, durch die die Samenzellen erst die Fähigkeit erlangen, in die Eizelle einzudringen. Voraussetzung ist der Kontakt mit dem Sekret des Eileiters. Am »Ziel« angekommen treffen sie auf die Zona pellucida, eine weiche, aber stabile Hülle, die schützend um die Eizelle herum liegt. Die Moleküle beider Oberflächen erkennen einander aufgrund bestimmter biologischer Merkmale und verhaken sich gleichsam. Sobald das der Fall ist, verändern sich die sonst gleichmäßigen Schwimmbewegungen des Spermiums zu hyperaktiven, wilden Stakkato-Bewegungen, die es in die Zona hineintreiben. So entsteht ein winziger Tunnel, durch den die Samenzelle eindringen kann. Die Zellmembran und das Plasma werden dabei abgestoßen.

Sofort nach dem Eindringen der Samenzelle kommt es in der Eizelle zu tief greifenden Veränderungen. Ihr Stoffwechsel wird angeregt, der Sauerstoffverbrauch nimmt zu. Innerhalb von Sekunden verändert sich die chemische Zusammensetzung der Zellmembran, wodurch verhindert wird, dass noch eine weitere Samenzelle eindringt. Die Eizelle nutzt diese erste Zeit dafür, die Hälfte ihrer Gene in ein kleines Paket, den Polkörper, zu packen und ihn auszustoßen. Der Schwanz des Spermiums ist inzwischen abgefallen. Nach ein paar Stunden der Ruhe wird jetzt auch die ehemalige Samenzelle aktiv: Der Kopf vergrößert sich und wird zum männlichen Vorkern. Weiblicher und männlicher Vorkern treffen als zwei getrennte Körper im Zentrum der Eizelle aufeinander. Der Befruchtungsvorgang ist abgeschlossen, wenn sich die Kernmembran zwischen ihnen auflöst und sich die Chromosomen beider Vorkerne verdoppeln. Aus zwei Geschlechtszellen ist der Keim eines neuen Organismus entstanden. Embryologen bezeichnen ihn als Zygote.

In Filmen und Beschreibungen wird das Zusammentreffen von Ei- und Samenzelle häufig mit martialischen Begriffen wiedergegeben. Es wird von der Eizelle gesprochen, die passiv abwartet, bis in sie eingedrungen wird. Da gibt es Armeen von Samenzellen, die sich vorwärts kämpfen, vom Immunsystem der Frau attackiert und aufgerieben werden. Man spricht von Spermienkonkurrenz und einem Kampf auf Leben und Tod, bei dem nur eine der Samenzellen den heroischen Sieg über alle anderen Mitstreiter davonträgt. Andererseits wird darauf hingewiesen, dass dem Spermium beim Eindringen in die Eizelle sofort der Schwanz verloren geht und die winzige Samenzelle von der großen Eizelle einverleibt wird. Mit derartigen Beschreibungen wird die Vorstellung von einem »Krieg zwischen den Geschlechtern« auf den Befruchtungsvorgang übertragen. Mit der biologischen Realität haben solche Darstellungen nichts zu tun.

In der Tat sind Samen- und Eizelle, was ihre Gestalt, aber auch ihr Verhalten betrifft, sehr unterschiedlich. Die Eizelle ist so groß wie ein Sandkorn und sogar mit dem bloßen Auge erkennbar. Sie ist selbst unbeweglich, und es ist normalerweise auch immer nur eine Eizelle befruchtungsfähig. Die Anzahl der Eizellen, die in den Eierstöcken heranreifen, ist begrenzt. Von der Samenzelle dagegen kann man eigentlich nur im Plural sprechen. Immerhin werden pro Ejakulation ca. 300 Millionen Samenzellen abgesondert. Sie sind sehr klein, aber außerordentlich beweglich und werden immer wieder neu produziert. Im Gegensatz zu den Eizellen brauchen sie eine kühle Umgebung, um reifen zu können. Sie werden deshalb nicht, wie die Eizellen, in der Mitte, sondern an der Peripherie des Körpers gebildet.

Moderne Embryologen beschreiben die Beziehung zwischen Ei- und Samenzelle als polar, interpretieren sie jedoch nicht als »polarisierend« oder gar »feindlich«, sondern als Ausdruck einer besonderen inneren Verbindung. Sie kommt vor allem in den wenigen Stunden, in denen die Eizelle überhaupt empfängnisbereit ist, zum Tragen. Aus In-vitro-Befruchtungen weiß man, dass Ei- und Samenzelle in dieser Zeit einen so genannten Prä-Fertilisations-Anziehungskomplex bilden. Er ist die Voraussetzung dafür, dass es überhaupt zur Befruchtung kommt. Auch die Eizelle ist in diesem Sinne also alles andere als »abwartend«. Sie sendet vielmehr Signale aus, die die Spermien anziehen. Die Spermien erreichen dann erst ihre maximale Bewegungsfähigkeit und schaffen so den Weg zum Ei in nur wenigen Minuten. Kommunikation und Interaktion zwischen der Eizelle bzw. dem weiblichen Organismus und der Samenzelle bzw. dem männlichen Organismus scheinen also wesentliche Faktoren bei der Befruchtung zu sein.

Die Eizelle ist ein lebendiger Organismus, der Stoffwechselprodukte aufnimmt und wieder abgibt, und infolgedessen abhängig von den notwendigen Umweltbedingungen wie der Nährstoffversorgung, der Temperatur und der Beschaffenheit des Eileitersekrets. Deshalb ist sie nur am »rechten Ort« und zur »rechten Zeit« empfängnisbereit. Auch für die Spermien ist das Timing wichtig: Wenn für die Eizelle die »richtige Zeit« gekommen ist, wird den Spermien der Weg zu ihr durch hormonelle Veränderungen leichter gemacht. So wird z. B. der Schleimpfropf, der die Gebärmutter normalerweise verschließt und für Spermien undurchdringlich ist, durch die Wirkung von in der Samenflüssigkeit enthaltenen Enzymen und Hormonen faserig und löchrig, sodass die Spermien dieses Hindernis überwinden können. Hinzu kommt, dass sexuelle Erregung und orgastische Kontraktionen ebenfalls in förderlicher Weise auf das Geschehen Einfluss nehmen, indem sie mehr Spermien in die Gebärmutter ziehen.

Offenbar geht es also bei der Reise des Spermiums zum

Ei gar nicht so kriegerisch zu, wie uns das die alten Beschreibungen glauben machen wollen. Richtig ist, dass Millionen von Spermien absterben und dass es bei ca. 40 Prozent aller befruchteten Eizellen nicht zur Weiterentwicklung kommt, denn auch den Weg in die Gebärmutter schaffen viele Keime nicht. Dies ist eine biologische Realität. Leben und Tod gehören in der Natur zusammen.

Die Vereinigung von Samen- und Eizelle ist ein Vorgang gegenseitiger und gleichgewichtiger Aktivität und Wandlung, bei dem es keine Gewinner und Verlierer gibt. In diesem Zusammenhang müssen wir uns fragen, ob dieses Geschehen besser mit dem Begriff »Befruchtung« oder mit dem Begriff »Empfängnis« zu beschreiben ist. Auch für die einzigartige Kombination von (männlich gerichteter) Befruchtung und (weiblich rezeptiver) Empfängnis fehlen uns also die passenden Worte.

5
Die ersten Entwicklungsschritte

Angesichts der Wunder, denen Wissenschaftler in den ersten Zellformationen des Menschen begegnen, ist es geradezu respektlos, sie als bloßen »Zellhaufen« zu bezeichnen. Den besonderen Fähigkeiten, der Komplexität und der Potenz dieses Keimes wird diese Beschreibung in keiner Weise gerecht. Dieser kleine Organismus ist bereits eine besondere Ausgestaltung eines menschlichen Lebewesens, eines Lebewesens, das sich jetzt in einem entscheidenden Stadium seiner Entwicklung befindet. Diese Entwicklung ist ein Kontinuum, bei dem jede nachfolgende Entwicklungsstufe auf dem vorausgegangenen Stadium der jeweils herausgebildeten Fähigkeiten aufbaut, sodass keine dieser Stufen getrennt voneinander zu betrachten, geschweige denn zu verstehen ist. Jeder Embryo wird ja auf einem Ultraschallbild von seinen Eltern sofort als kleiner Mensch identifiziert. Für sie handelt es sich nicht um einen »Haufen Zellen«, sondern um ihr Kind. Nur aus der distanzierten Perspektive einer Bioethik-Debatte um die »Menschlichkeit« von Stammzellen oder frühen Embryonen ist es möglich, jene Embryonen, die im Rahmen einer künstlichen Befruchtung eingepflanzt werden, als »menschlich« anzusehen, und all jene, mit denen geforscht werden soll, als »Nicht-Menschen« zu behandeln. Wir können und wollen hier nicht auf die Vielschichtigkeit der Ethik-Debatte eingehen und schon gar nicht auf die Folgen, die sie für die Gesellschaft hat. Wer aber damit beginnt, die Anfangsstadien menschlichen Lebens im Hinblick auf deren Nutzbarkeit und Manipulierbarkeit zu untersuchen, wird nicht umhinkönnen, die Frage zu beantworten, ab wann ein Mensch beginnt, ein Mensch zu sein.

Das Zuhause wird eingerichtet: Die Einnistung

Nach der Empfängnis macht sich die Zygote auf den Weg durch den Eileiter zur Gebärmutter. Bereits wenige Stunden nach der Befruchtung beginnt der Keim winzige Mengen eines Hormons in den Blutkreislauf der Mutter abzugeben. Auf diese Weise setzt er sie schon einmal von seiner Existenz in Kenntnis. Währenddessen vermehrt der Keimling seine Zellen durch weitere Teilungen. Das dauert drei bis vier Tage. Diese Teilungen führen übrigens nicht zu ganz identischen embryonalen Zellen: Die zellulären Bestandteile im Inneren sind nämlich so angeordnet, dass sie bereits bei der ersten Teilung nicht ganz gleichmäßig auf die Tochterzellen verteilt werden. Die eine erhält dann z. B. mehr Energielieferanten (Mitochondrien), die andere mehr Nahrungsreserven (Dottervesikel) als die andere.

Diese Ungleichverteilungen setzen sich auch bei den nächsten Teilungsschritten fort, sodass die aus der Eizelle hervorgehende Zellkugel (Morula) und der daraus entstehende Blasenkeim (Blastula) nur scheinbar aus völlig identischen embryonalen Zellen aufgebaut sind. In Wirklichkeit ist der Embryo bereits zu diesem frühen Zeitpunkt in einen so genannten vegetativen und einen so genannten animalischen Pol gegliedert. Schon jetzt ist durch diese Polarisierung festgelegt, an welcher Stelle die Einstülpung während der Gastrulation (14.–21. Tag) entstehen wird und welche Zellen anschließend in welchen Keimblättern (Ektoderm, Mesoderm oder Endoderm) landen werden. Bereits zu diesem frühen Zeitpunkt sind also die spätere Bestimmung und die weitere Entwicklung der embryonalen Zellen durch ihre jeweilige Lage innerhalb des embryonalen Zellverbandes gewissermaßen vorgegeben.

Die Reise zur Gebärmutter führt den Keimling durch eine Art Miniatur-Tiefseelandschaft, die im Mikroskop etwa so aussieht wie wir sie von tropischen Aquarien kennen. Diese wässrige Umgebung bietet Nahrung und Schutz und spült den kleinen Organismus mit Hilfe von Härchen in Richtung Gebärmutter. Der 16-zellige Keim tritt dann in den Uterus ein. Hier kommt es zu einer ersten tief greifenden Wandlung. Es findet nämlich ein weiterer Differenzierungsprozess der Zellen statt, der große Folgen hat: Die inneren Zellen werden zum so genannten Embryoblast, aus dem sich später der eigentliche Embryo entwickelt. Aus den äußeren Zellen, dem Trophoblast, entsteht die Plazenta. Das heißt, dass das spätere Versorgungssystem des Embryos nicht vom mütterlichen Gewebe abstammt, sondern seine »eigene« Kreation ist. Schon hier beginnt also das ungeborene Kind, nicht nur sich selbst, sondern auch seine Umgebung innerhalb seines mütterlichen Lebensraumes eigenständig zu gestalten.

Embryologen nennen den Keim jetzt »Blastozyste«, denn er ist wie eine Blase geformt und besitzt einen mit Flüssigkeit gefüllten Hohlraum in der Mitte. Allmählich wird es Zeit, die Zona pellucida, die immer noch wie eine Art Haut den Keim umschließt, Stück für Stück abzustoßen. Nährstoffe müssen her. Die Gebärmutterschleimhaut, das so genannte Endometrium, ist dafür wie geschaffen. Damit die Einnistung gelingt, muss es zu einer Synchronisierung zwischen dem Entwicklungsstadium des Embryos und der Differenzierung des Endometriums kommen. Wie bei den meisten Tieren gibt es auch beim Menschen eine bestimmte Periode, in der die Gebärmutter für den Embryo empfänglich ist. Diese Empfänglichkeit wird einerseits vom Hormonstatus der Mutter gesteuert; sie hängt von der Menge bestimmter Moleküle ab, die sich einerseits auf der Oberfläche des Embryos und andererseits auf der des Endometriums befinden. Ungefähr sechs Tage nach der Befruchtung ist dieser Zustand erreicht, und jetzt kann sich der Keim an die Gebärmutterwand anheften.

Anschließend tritt der Trophoblast in Aktion; seine Zellen teilen sich nun mit großer Geschwindigkeit und sein Gewebe nimmt auf der Gebärmutterwand so viel Raum wie möglich ein. Es entwickeln sich Tausende fingerartige Auswüchse, die auf der Suche nach der mütterlichen Blutzufuhr in das Endometrium eindringen. Dieser Prozess wird in manchen Darstellungen als »aggressiv« beschrieben, so als ob der Embryo mütterliches Gewebe zerstört, um möglichst nah zur Nahrungsquelle, nämlich dem mütterlichen Blutkreislauf, zu gelangen. Die dabei frei werdenden Substanzen dienen ihm als Nahrung. Aber was hier geschieht, hat nichts mit Aggressivität zu tun. Die »Antwort« der Gebärmutterwand ist weder verteidigend noch kämpferisch, sie ist vor allem »empfangend«. Einerseits lässt der Organismus der Mutter diese Einnistung geschehen, andererseits trägt er zu dem Geschehen bei, indem er ein sehr effektives Blutzufuhrsystem auf der mütterlichen Seite der künftigen Plazenta anlegt. Hier wird also im wahrsten Sinne des Wortes zusammengearbeitet.

Der Trophoblast hat übrigens noch eine andere wichtige Funktion. Direkt nach der Einnistung gibt er ein Hormon (Choriongonadotropin) ab, das weitreichende Folgen für den mütterlichen Organismus hat: Es hemmt die Menstruation und sorgt über die Freisetzung anderer Hormone dafür, dass die Frau »schwanger« ist und bleibt. Die Fortpflanzungsorgane der Frau haben biologisch gesehen ja zwei ganz unterschiedliche Funktionen. Sie sollen einerseits die Befruchtung möglich machen und andererseits für neun Monate den passenden Ort für eine Schwangerschaft abgeben. Der Körper muss also gewissermaßen von »Sexualität« auf »Versorgung« umgestellt werden: Dazu gehört unter anderem auch, dass sich die Gebärmutter den Bedürfnissen ihres kleinen Gastes anpasst. Das Signal dafür kommt von unserem intelligenten Zellhäufchen. Es interagiert mit dem mütterlichen Organismus und trägt dadurch zum Aufbau seines neuen Zuhauses bei.

Die Frage, die uns im Zusammenhang mit der Befruchtung schon einmal beschäftigt hat, wird von vielen Wissenschaftlern auch hinsichtlich der Einnistung gestellt: Wieso stößt die Mutter das fremde Gewebe des Embryos nicht ab? Warum kämpft das Immunsystem nicht dagegen an? Offenbar wird der Embryo durch eine konzertierte Aktion vom eigenen und mütterlichen Organismus, den immunologischen Besonderheiten der Plazentaoberfläche und durch hormonelle Gegebenheiten geschützt. Auch wenn die genauen Zusammenhänge noch nicht eindeutig geklärt sind, lässt sich doch immer wieder feststellen, dass der mütterliche Organismus den kleinen Gast akzeptiert und ihm bereitwillig Raum und Nahrung zur Verfügung stellt. Dennoch schaffen es viele Keime nicht, sich in die Gebärmutter einzunisten. Die Gründe hierfür sind vielfältig und haben nicht unbedingt etwas mit der Mutter und dem Zustand des Endometriums zu tun. Es ist davon auszugehen, dass es sich hierbei auch um einen natürlichen Selektionsprozess handelt, der zum Absterben fehlgebildeter Keime führt.

Nahrungsquelle und ständige Begleiterin: Die Plazenta

Das Versorgungssystem des Embryos reift in den kommenden Wochen immer weiter aus. Immerhin muss es den wachsenden Bedürfnissen des ungeborenen Kindes genügen. In der dritten Schwangerschaftswoche funktioniert bereits die Nabelschnur als Verbindungsstück zwischen der Plazenta und dem embryonalen Organismus. Die Plazenta verwandelt sich nun in ein immer stärker verzweigtes Netzwerk von Blutgefäßen, das in der Gebärmutterwand verankert ist. Sie produziert Hormone und Immunstoffe, die die Aufgabe haben, die Schwangerschaft aufrechtzuerhalten und zu schützen. Außerdem verhindert sie, dass vor allem Eiweiße, aber auch andere Stoffe aus dem Blut der Mutter in das des Embryos ungehindert übertreten können. Das Kind bezieht aus dem Blut der Mutter Sauerstoff, Nährstoffe und Flüssigkeit. Auf der anderen Seite gibt es die Abfallprodukte aus seinem Stoffwechsel an den mütterlichen Organismus ab. Die beiden Blutkreisläufe sind nur durch eine dünne Membran voneinander getrennt. In gewisser Weise dient sie auch als Filter gegen Krankheitskeime und Schadstoffe. Früher dachte man, dass dies ein perfekter Schutz für das Kind sei. Leider gibt es viele Schadstoffe, die beinahe ungehindert durch die Plazentaschranke in den Organismus des Kindes gelangen können. Dazu gehören Alkohol, Medikamente, Nikotin und allerlei Umweltgifte. Mit den vielfältigen Auswirkungen dieser Stoffe beschäftigt sich eine ganze Wissenschaftsdisziplin, die Teratologie.

Die Plazenta mit ihrem Verbindungsstück, der Nabelschnur, ist ein geniales Wunderwerk der Natur. Sie bildet zusammen mit der Gebärmutter das wichtigste Organ für das Überleben des Kindes, weil sie die direkteste Verbindung zwischen dem Embryo und dem mütterlichen Organismus ist. Als eine Art Hilfsorgan übernimmt sie für das sich entwickelnde Kind lebenswichtige Funktionen, wie Gasaustausch und Nahrungsaufnahme; sie lenkt Stoffwechselprozesse und steuert die Ausschüttung von Hormonen. Im Laufe seiner Entwicklung wird der Fötus schrittweise fähig, einige dieser Funktionen selbst zu übernehmen. Die Plazenta bildet sich daher gegen Ende der Schwangerschaft zurück. Das Zusammenspiel zwischen Plazenta und Embryo macht deutlich, dass beide eigentlich ein Ganzes bilden und nicht trennbar sind.

Diese Einheit von Plazenta und Embryo mag der Grund dafür sein, dass man der Plazenta in vielen Kulturen noch heute mit Hochachtung und einer gewissen Ehrfurcht begegnet. Ihr wurden besondere Kräfte als Heilmittel zugeschrieben, und wenn man mit ihr in respektvoller und entsprechend tradierter Weise umging, konnte man die Götter milde stimmen. Oft haben die Menschen sie sogar an einem besonderen Platz beerdigt, wie z. B. auf Bali, wo sie traditionell noch heute gewaschen, parfümiert und feierlich begraben wird. Sie gilt dort als das spirituelle Geschwister des Kindes. Die Plazenta des Pharao im alten Ägypten galt als die

Inkarnation seiner Seele und als sein mystischer Helfer und Beschützer. Sie wurde deshalb auch sorgfältig bewahrt und bewacht und bei Prozessionen vor dem Herrscher hergetragen. In vielen Kulturen war und ist es zum Teil noch immer üblich, den Mutterkuchen nach der Geburt zu verzehren. Die meisten Säugetiere fressen übrigens ihre Plazenta direkt nach der Geburt auf, sogar Kühe, die sonst absolute Vegetarier sind. Der Hintergrund ist wahrscheinlich, dass die Plazenta Stoffe enthält, die den Uterus nach der Geburt wieder kontrahieren lassen und dadurch die Gefahr von Blutungen eindämmen. Auch in Europa war die Vorstellung, dass der Verzehr wenigstens eines kleinen Stückes der Plazenta das Stillen fördern würde, bis zum 18. Jahrhundert verbreitet.

Gegen Ende des 18. Jahrhunderts kam es in Europa allerdings zu einer Wende. Hier begannen die Menschen die Plazenta ebenso wie die Geburt jetzt eher als eklig und peinlich zu empfinden. Im neuen Weltbild der Aufklärung war kein Platz mehr für die besondere Symbolik der Plazenta. Sie erschien den Menschen nun nur noch als Abfall. So ist es bis heute geblieben. Nach eingehender Untersuchung der Nachgeburt durch die Hebamme oder den Arzt landet sie im Mülleimer oder bei der pharmazeutischen oder kosmetischen Industrie, die sie als Grundstoff für die Herstellung von Medikamenten und Hautpräparaten verwendet.

Ein Mensch von Anfang an: Der Embryo

Wie geht es jetzt weiter mit unserem Embryo? Nach der Einnistung, in der zweiten und dritten Woche, kommt es noch einmal zu einem entscheidenden Entwicklungsschritt: Der Blasenkeim, die Blastozyste, beginnt sich auf einer Seite einzustülpen (Gastrulation). So entsteht ein schlauchartiges Gebilde, die Gastrula. Die Zellen dieser Gastrula bilden drei Schichten. Die äußere Schicht, das so genannte Ektoderm, wird sich u. a. zum Nervensystem, den Sinnesorganen und zur Haut entwickeln. Aus der inneren Schicht, dem Entoderm, entstehen u. a. die Verdauungsorgane, die Lunge, die unteren Harnwege. Die dazwischen liegende, mittlere Schicht, das Mesoderm, bringt u. a. das Herz, die Blut- und Lymphgefäße, die Muskeln und das Skelett hervor.

So entstehen aus diesen Keimblättern in den kommenden 50 Tagen die meisten Organe (Embryogenese: 4.–8. Woche). Es ist und bleibt ein Wunder, dass das ungeborene Kind in vieler Hinsicht nach den ersten acht Wochen Schwangerschaft bereits weitgehend fertig ist. Es braucht danach »nur noch« auszureifen, zu wachsen und sich sozusagen »übend« auf sein nachgeburtliches Leben vorzubereiten. Allzu leicht wird dabei vergessen, dass diese so genannte Embryonalentwicklung in eine Zeit fällt, in der die meisten Frauen gerade erst bemerken, dass sie schwanger sind. Bevor sie sich an den Gedanken, Mutter zu werden, gewöhnt haben, ist dieser wesentliche Entwicklungsabschnitt im Leben ihres Kindes also bereits abgeschlossen.

Die Details der Embryonalentwicklung sind sehr komplex und sollen hier nicht im Einzelnen beschrieben werden. In akribischer Kleinarbeit haben die Embryologen im letzten Jahrhundert jeden einzelnen Schritt dieses komplizierten Entwicklungsweges untersucht. Dabei haben sie herausgefunden, wie sich die nach der Gastrulation in den verschiedenen Keimblättern gelandeten Zellen weiter teilen, in Gruppen zusammenlagern und von Anfang an beginnen, sich auf unterschiedliche Leistungen zu spezialisieren. Sie haben auch beschrieben, wie sich diese Zellgruppen an die in den verschiedenen Bereichen des Embryos herrschenden unterschiedlichen Bedingungen anpassen und wie sich aus diesen anfänglichen Zellaggregaten die ersten, noch sehr primitiven Organanlagen entwickeln. Wie die in einer solchen Organanlage gelandeten Zellen sich anschließend immer stärker auf bestimmte Aufgaben innerhalb dieses Zellverbandes spezialisieren und wie dabei die für jedes Organ typischen Zellanordnungen, Strukturen und spezifischen Leistungen herausgebildet werden, ist heute ebenfalls weitgehend bekannt und eingehend beschrieben worden.

Aus all diesen Untersuchungen ist vor allem eines deutlich geworden: Die Ausbildung embryonaler Strukturen ist zu jedem Zeitpunkt der vorgeburtlichen Entwicklung an die Übernahme spezifischer Funktionen gebunden. Strukturelle und funktionelle Reifungsprozesse sind also niemals voneinander zu trennen. Der Embryo ist nicht mit einem Gerät vergleichbar, das erst zusammengesetzt werden muss, bevor es funktioniert. Er ist von Anfang an ein lebendiger Organismus, der sich an die gegebenen Umstände anpasst und sie meistert. Das Herz übernimmt seine Funktion also nicht erst, wenn es qua Struktur »fertig« ist, sondern es beginnt bereits zu funktionieren, während es sich entwickelt. Die untrennbare Verbindung zwischen Struktur und Funktion zeigt sich auch darin, dass die sich herausbildende Nervenbahnen nicht von vornherein »wissen«, wohin sie wachsen und wie sich verknüpfen müssen. Die auswachsenden Fortsätze können nur in bestimmter Weise miteinander verbunden und zu funktionellen Netzwerken ausgeformt werden, wenn sie auch in bestimmter Weise beansprucht, also genutzt werden. Sogar die Ausbildung der Extremitäten ist von Anfang an mit ihrer späteren Funktion verbunden. So machen die sich entwickelnden Armknospen gemäß ihrer späteren Funktion eine »beugende« und »greifende« Wachstumsbewegung, die Beine dagegen eine »streckende« und »dehnende« Bewegung. Schon während der Ausformung des Körpers werden die jeweiligen Funktionen eingeübt.

Neben diesem sehr frühen »entwicklungsimmanenten Üben« erkennen wir im Ultraschall beim späteren Embryo und Fötus auch ganz explizit übendes Verhalten: Er greift nach der Nabelschnur, lutscht am Daumen, übt sich im »Laufen«, »aufrecht Stehen«, ja er macht sogar Atembewegungen und bewegt die Zunge, als wolle er sprechen. Diese Beobachtungen zeigen in aller Deutlichkeit, dass die Grundlagen für alle späteren Leistungen des Menschen bereits während der embryonalen Frühentwicklung angelegt werden. Dieses hier sichtbar werdende Grundprinzip der funktions- und nutzungsabhängigen Strukturierung hat weit-

reichende Konsequenzen: Es macht deutlich, dass »Lernen«
und »Sichentwickeln« nicht zu trennen sind. All das, was in
der vorgeburtlichen Lebensphase passiert, kann daher
grundlegenden Einfluss auf die spätere Ausformung von
kindlichen und sogar erwachsenen Funktionen und Fähigkeiten haben. Wir müssen davon ausgehen, dass es intrauterine Bedingungen und Faktoren gibt, die diese Entwicklung
fördern bzw. behindern können. Am deutlichsten lassen sich
die Auswirkungen solcher Einflüsse auf der Ebene der Hirnentwicklung nachweisen.

6
Die Entwicklung des Nervensystems

Es ist wohl wahr, dass Kinder mit einem unfertigen, noch nicht voll ausgereiften Gehirn zur Welt kommen. Gerade das aber macht das Besondere der Hirnentwicklung bei uns Menschen im Vergleich zu anderen Säugetieren aus: die Langsamkeit, mit der sie sich bei uns auch schon während der vorgeburtlichen Phase vollzieht. Am Beispiel der Hirnentwicklung wird besonders deutlich, was für eine entscheidende »Errungenschaft« irgendwann in der frühen Ahnenreihe des Menschen wirksam geworden sein muss. »Entschleunigung« heißt diese Errungenschaft, die der Entwicklung unserer eigenen Spezies Möglichkeiten eröffnete, die den Vorfahren der Affen und unserer anderen tierischen Verwandten verschlossen blieben. Diese Entschleunigung führte zu einer Verlangsamung des gesamten Entwicklungsprozesses. Damit kam es auch zu einer zunehmenden »Entzerrung« der ursprünglich noch sehr schnell und damit fast zwangsläufig aufeinander folgenden Entwicklungsschritte. Erst so wurde es möglich, die bisher scheinbar automatisch ablaufenden Weichenstellungen allmählich zu lockern und immer stärker für modulierende Einflüsse von außen zu öffnen. Genau das war die Voraussetzung dafür, dass der Ablauf des Entwicklungsprozesses speziell im Gehirn nun immer stärker auch von all dem beeinflussbar wurde, was im Umfeld, also der unmittelbaren Nachbarschaft der sich

entwickelnden Nervenzellen, in den verschiedenen Organanlagen und der sich herausbildenden Organe und damit
letztlich auch in der äußeren Welt des gesamten sich entwickelnden Embryos geschah.

In gewisser Weise ist das, was durch diese »Entschleunigung« des Entwicklungsprozesses beim Menschen möglich
geworden ist, vergleichbar mit dem, was ein Autofahrer erleben kann, wenn er eine Großstadt nicht möglichst schnell,
sondern so langsam wie möglich durchquert. Er sieht einfach viel mehr und kann auf viel mehr achten. Er ist so auch
besser in der Lage, seine Fahrweise auf die jeweils herrschende Verkehrslage einzustellen, und kommt am Ende viel
schlauer aus der Stadt heraus, klüger und reicher an Erfahrungen als früher, als er noch im Höchsttempo einfach durch
die Stadt hindurchgerauscht war. Wenn es langsamer geht,
kann man nicht nur mehr, sondern vor allem komplexere
Dinge weitaus besser lernen. Das ist das ganze Geheimnis,
das man kennen muss, um zu verstehen, weshalb wir Menschen bereits als Kinder, ja sogar schon als ungeborene
Kinder, ein so enorm lernfähiges Gehirn besitzen. »Entschleunigung« ist so etwas wie ein Naturgesetz, das für alle
Lebewesen zu gelten scheint: Je langsamer die Nachkommen einer Art bereits intrauterin auf die Reise geschickt werden, desto länger dauert auch die Phase der Kindheit. Sie
sind dann weniger von angeborenen Verhaltensweisen geprägt und können mehr lernen. Sie werden auch – je länger
es dauert, bis sie ausgewachsen, d. h. geschlechtsreif geworden sind – entsprechend älter.

Dieses allgemeine Prinzip erklärt nicht nur die besondere Lernfähigkeit und Langlebigkeit unserer eigenen Art. Es
ist auch das Geheimnis, dem Papageien, Elefanten, Delfine,
Wale und natürlich auch unsere nächsten Verwandten, die
Menschenaffen, ihre relativ lange Lebensspanne und besondere Klugheit verdanken. Selbst bei Pflanzen leben diejenigen Arten am längsten, die sich, wie der Mammutbaum oder
die Eiche, nicht besonders schnell, sondern besonders langsam entwickeln und deshalb in der Lage sind, ihr Wachstum

besonders gut an die jeweils vorgefundenen Standort-
bedingungen und Erfordernisse anzupassen. Selbst jene
Dinge, die wir selbst herstellen und als Gebrauchsgüter nutzen, wie z. B. unsere Kleidung, Küchengeräte, Autos, selbst
unsere Häuser und sogar ganze Städte scheinen umso länger
zu »leben«, je langsamer – und damit meist auch je sorgfälti-
ger – sie geplant und zusammengebaut worden bzw. entstanden sind. Auch wenn die Vorstellung auf den ersten Blick
absurd erscheint: Die Entwicklung des Nervensystems
während der Embryonalentwicklung ist in gewisser Weise
vergleichbar mit der allmählichen Herausbildung und fortwährend Anpassung des Verkehrswege- und Kommunika-
tionssystems in einer immer größer werdenden Stadt.
Ebenso wenig wie sich voraussagen lässt, wo hier später einmal Straßen und Plätze entstehen, ist für die Abermillionen
Nervenzellen von Anfang an festgelegt, wohin sie zu wan-
dern und mit wem sie sich zu verbinden haben. Wenn es so
weit ist und erst einmal zwei angrenzende Stadtteile entstanden sind, wird auch die Verbindungsstraße zwischen beiden
Teilen so angelegt und weiter ausgebaut, wie es den jeweiligen Erfordernissen entspricht. Je langsamer das geschieht,
desto komplexer kann alles miteinander verbunden werden.

Aus Alleskönnern werden Beziehungsspezialisten: Die Entstehung von Nervenzellen

Um die Geburtsstunde der ersten Nervenzellen zu ermitteln,
müssen wir noch einmal zu der befruchteten Eizelle zurück-
kehren, aus der durch Zellteilungen zunächst ein geordneter
Zellhaufen und dann ein blasenartiges Gebilde geworden ist.
Anschließend formen Zellen dieser Blase an einer Stelle
einen Trichter, der sich wie eine Röhre immer tiefer ins
Innere vorschiebt. Wenn er auf der anderen Seite wieder
Kontakt mit der äußeren Hülle bekommt, öffnet sich der so
geformte Schlauch im Inneren (der Urdarm) wieder nach
außen. Der Embryo sieht nun aus wie ein rundlicher Wurm,

mit einer äußeren Haut (dem Ektoderm), einer inneren Haut (dem Entoderm) und zwei Öffnungen, dem Urmund, der später den After bildet und dem Neumund, der zur späteren Mundöffnung entwickelt. Zwischen äußerer und innerer Haut sind einige Zellen liegen geblieben. Sie teilen sich ebenfalls weiter und lagern sich in Gruppen zusammen (dem Mesoderm), aus denen später einmal die inneren Organe, Knochen und Muskeln werden. Jetzt sind wir an dem Punkt angekommen, an dem es für die Entstehung des Nervensystems interessant wird. Eine dieser Zellgruppen bildet nämlich ein durchgängiges stabartiges Gebilde auf der späteren Rückenseite des Embryos, zwischen äußerer und innerer Haut. Dieses Gebilde (die Chordaanlage) entwickelt sich später zur Wirbelsäule. Seine Zellen geben einen Signalstoff ab, der die unmittelbar darüber liegenden Zellen der äußeren Haut dazu veranlasst, die für ihre weitere Entwicklung als Nervenzellen erforderlichen genetischen Anlagen »einzuschalten«. Diese Zellen bilden nun alle gemeinsam eine sich von vorn nach hinten erstreckende Rille auf der Rückenseite des Embryos. Diese lang gestreckte Rille sinkt anschließend immer tiefer ins Innere ein. Dabei schließt sie sich und wird zu einer Art Röhre, die nun oberhalb der Chorda und unterhalb der Rückenhaut den gesamten Embryo durchzieht. Das Neuralrohr hat sich gebildet. All jene Zellen der ursprünglichen Rückenhaut, die also direkt über der Chorda lagen, sind auf diese Weise nun ein für alle Mal zu neuralen Zellen geworden. Durch weitere Teilungen gehen aus ihnen wieder neue Nervenzellen hervor, die dann durch Wanderungsbewegungen in verschiedene Bereiche des Embryos gelangen und entweder im Gehirn, im Rückenmark, in kleinen Gruppen neben dem Rückenmark (Spinalganglien) oder sonst wo im Körper (als Sinneszellen, Zellen des autonomen Nervensystems oder als so genannte chromaffine Zellen in Nebennierenmark, Darm und Pankreas) nun ihre endgültige Position einnehmen.

Wo auch immer die auf diese Weise entstandenen Vorfahren der späteren Nervenzellen (Neuroblasten) durch weitere Teilungen und anschließende Wanderungen landen, überall treffen sie auf unterschiedliche »Nachbarn«. Diese haben ihre eigenen Erfahrungen gemacht und sich als andere Nervenzellen, als Muskel-, Leber- oder sonstige Körperzellen in der einen oder anderen Weise spezialisiert. Sie besitzen deshalb bestimmte Erkennungsmoleküle auf ihrer Oberfläche und sondern spezifische Signalstoffe an die Umgebung ab. Auf manche dieser Signale reagieren die ankommenden Nervenzellen sehr empfindlich. Sie ändern dann den bisherigen Ablesemodus ihrer genetischen Anlagen und beginnen, sich auf ganz bestimmte Leistungen zu spezialisieren. Sie werden dann beispielsweise zu Stütz- und Helferzellen für Nervenzellen (Astro- und Oligodendrogliazellen) oder aber zu Nervenzellen, die entweder ganz bestimmte hemmende oder erregende Botenstoffe als Transmitter freisetzen. Da diese speziellen Leistungen oft nur auf Kosten anderer, allgemeinerer Fähigkeiten zu erbringen sind, geraten alle Nervenzellen, die sich auf die eine oder andere Weise immer stärker spezialisieren, in eine Situation, in der sie kaum noch etwas anderes zu leisten imstande sind als das, worauf sie sich schließlich spezialisiert haben. Diese Situation ist mit der eines Menschen vergleichbar, der sich aus irgendwelchen Gründen irgendwann in seinem Leben dafür entschieden hat, z.B. Schuster, Gewerkschaftsfunktionär, Kunstturner oder Popstar zu werden: Je besser die betreffende Person eine dieser Funktionen zu erfüllen im Stande ist, desto schwerer fällt es ihr später, noch einmal etwas anderes zu machen.

Das Fundament wird gelegt: Die Herausbildung des Gehirns

Am Anfang können sich noch alle Nervenzellen teilen. Je weiter die dabei entstehenden Tochterzellen aus dem inneren Bereich des Neuralrohres abgedrängt werden und in die Randgebiete auszuwandern beginnen, desto stärker geraten sie nun in den Einflussbereich von Nachbarzellen, die bereits älter und schon spezialisierter sind. Deren äußere Zellmembranen enthalten charakteristische »Erkennungsmoleküle«, die die Wanderung der Neuankömmlinge lenken. Außerdem geben diese bereits spezialisierten Nachbarzellen bestimmte »Signalstoffe« ab, die den neu eingewanderten Zellen gewissermaßen »vorschreiben«, auf welche Leistungen und Funktionen sie sich fortan zu spezialisieren haben. Die innere Organisation dieser Zellen passt sich nachfolgend immer besser an diese neuen Aufgaben an, bis die betreffenden Zellen ihre ursprüngliche Teilungsfähigkeit verloren haben. Sie sind dann gewissermaßen »erwachsen« geworden.

Am längsten von diesem Schicksal verschont bleiben all jene Nervenzellen, die das Glück haben, nicht allzu rasch aus der Mitte, d. h. vom inneren Rand des Neuralrohres, nach außen abgedrängt zu werden. Am Vorderende dieses Rohres, dort wo später einmal der Kopf des Kindes entsteht, ist dessen Innenraum etwas erweitert. All jene Nervenzellen, die zufällig um diesen erweiterten Innenraum herum angeordnet sind, bilden gewissermaßen die äußere Ummantelung eines kleinen, mit Flüssigkeit gefüllten Bläschens (Ventrikel). Hier herrschen optimale Bedingungen für weitere Zellteilungen, und die Gefahr einer raschen Abdrängung der Tochterzellen aus diesem Bereich ist geringer als in den mittleren und hinteren Bereichen des Neuralrohres. So entsteht um dieses kleine Bläschen herum eine immer dicker werdende Zellmasse. Deren wachsender Druck auf den Innenraum führt dazu, dass sich vorn noch weitere Bläschen abschnüren: zwei hintereinander liegende und schließlich ganz vorn noch ein Doppelbläschen (die beiden Seitenventrikel). Damit ist die Grundstruktur des späteren Gehirns vorgegeben: Die um den ersten Ventrikel herum gebildeten Nervenzellen werden zum Stammhirn, die des zweiten zum Mittelhirn, die des dritten zum Zwischenhirn und die der beiden vorderen zu den beiden Großhirnhemisphären. Die von den teilungsfähig gebliebenen Nervenzellen in den ventrikelnahen Bereichen gebildeten Tochterzellen werden in diesen verschiedenen Abschnitten des Gehirns nach außen gedrängt und gruppieren sich dort zu einzelnen Zellhaufen (den Kerngebieten) bzw. ordnen sich in übereinander gelagerten Schichten (den Laminae) an. Aus einer kleinen Ausstülpung zwischen den beiden hinteren Ventrikeln entsteht eine weitere, sehr teilungsintensive Zone, aus der später das Kleinhirn hervorgeht. Hier liegen die teilungsfähigen Zellen an der äußeren Oberfläche, und die neu gebildeten Nervenzellen werden nach innen abgedrängt, wo sie sich zunächst in verschiedenen Kerngebieten und später in deutlich voneinander abgrenzbaren Zellschichten anordnen.

All diese Wanderungsprozesse der durch Teilung neu entstandenen und aus der teilungsfähigen Zone abgedrängten Nervenzellen werden durch so genannte Signalstoffe (»Lockstoffe«) und Adhäsionsmoleküle der bereits in diesen Bereichen angekommenen, »älteren« Nervenzellen gelenkt und gesteuert. Zusätzlich fungieren bereits entstandene Blutgefäße und lange Fortsätze von ebenfalls vorher entstandenen und ausgewanderten »Helferzellen« (Astroglia) als »Wegweiser« für diese Wanderungen der Nervenzellen zu ihren jeweiligen späteren »Einsatzorten«. Auch wenn dieser ganze Mikrokosmos an Orientierung bietenden, wegweisenden chemischen Signalen bis heute noch nicht vollständig entschlüsselt ist, so lässt sich doch bereits sehr gut erkennen, dass die Bildung, die Wanderung und die für das menschliche Gehirn typische Anordnung der Nervenzellen während der Hirnentwicklung weder zufällig erfolgt noch von richtungsweisenden genetischen Programmen gelenkt und gesteuert wird. Die genetischen Anlagen legen lediglich fest, welche Leistungen die Nervenzellen zu erbringen imstande sind, wenn sie in eine bestimmte Situation geraten. Wie jedoch die konkrete Situation (oder die Abfolge bestimmter Anforderungen, in die eine Nervenzelle auf ihrem Entwicklungsweg gerät) aussieht, wird durch all das bestimmt, was bereits vorher innerhalb des Embryos passiert ist: welche anderen Zellen bereits entstanden sind, auf welche Weise sich diese in den verschiedenen Bereichen bereits spezialisiert haben, welche »Wegweiser« und »Spezialisierungssignale« sie für die Neuankömmlinge bereitstellen und welche Rahmenbedingungen sie vorfinden. Alles, was neu hinzukommt, wird also automatisch in das eingebettet und in seiner weiteren Entwicklung durch das festgelegt, was bis dahin bereits entstanden ist. Jeder neu gebildeten Nervenzelle geht es also im Prinzip so ähnlich wie einem neugeborenen Kind, das in eine Familie und später in eine bestimmte menschliche Gemeinschaft hineinwächst und die dort herrschenden Anforderungen, Regeln und Verhaltensweisen übernimmt und sich zu Eigen macht.

Aus Verbindungen werden Netzwerke: Die nutzungsabhängige Strukturierung des Gehirns

Die Ausreifung der verschiedenen Kerngebiete und Verbindungen innerhalb des sich entwickelnden embryonalen Gehirns erfolgt auch im weiteren Verlauf so, wie sie bereits begonnen hat: von den älteren, hinteren Abschnitten (Rückenmark, Stammhirn) über die mittleren (Mittelhirn, Zwischenhirn) zu den jüngsten, ganz vorn liegenden Arealen (Vorderhirnhemisphären). Während in den vorderen Bereichen der Hemisphären die Zellteilung noch in vollem Gange ist, haben sich die im Stammhirn gebildeten Nervenzellen bereits zu mehr oder weniger deutlich voneinander abgegrenzten Gruppen, den so genannten Kerngebieten, zusammengelagert und beginnen nun schon Fortsätze auszubilden. Ähnlich wie vorher die Nervenzellen auf ihrer Wanderung wachsen auch diese Fortsätze entlang unsichtbarer Strömungen von Signalstoffen in eine für jedes Gebiet typische Richtung weiter aus. Wenn sie dort angekommen sind, verzweigen sich die Enden dieser Fortsätze vielfach und bilden mit den dort liegenden Nervenzellen und deren Fortsätzen so genannte synaptische Kontakte aus. Auf diese Weise entsteht ein dichtes Netzwerk von Verbindungen zwischen den Nervenzellen, in dem sich nun auch die ersten elektrischen Erregungsmuster auszubreiten beginnen. Zu Beginn sind diese Erregungsmuster noch sehr labil und ungeordnet. Oft entsteht die Erregung spontan an irgendeiner Stelle und breitet sich anschließend über das bereits entstandene Netzwerk von Kontakten aus. Die Weiterleitung einer solchen Erregungswelle führt jedoch bisweilen auch dazu, dass am Ende der Kette, eine Reaktion ausgelöst wird, die die eigentliche Ursache für die entstandene Erregung unterdrückt oder abstellt. Diese Situationen sind mit einem Hausbrand vergleichbar, der jemanden dazu veranlasst, Alarm zu schlagen, worauf dann die Feuerwehr anrückt und den Brand löscht. In beiden Fällen handelt es sich um einfache Regelkreise. Sowohl im Fall des Brandes und der daraufhin herbeieilenden Feuerwehr wie auch im Fall des entstehenden Netzwerks im Gehirn funktioniert ein solcher Regelkreis umso besser, je häufiger er aktiviert und entsprechend eingeübt und dabei eingefahren und gebahnt wird.

Im Gehirn entstehen so zunehmend für die Lösung verschiedener Aufgaben geeignete Beziehungsmuster zwischen den Nervenzellen, die dabei die Steuerung und Lenkung aller möglichen Aufgaben allmählich »erlernen« und sich so als »Kommunikationsnetze« immer besser organisieren und miteinander verbinden. All jene Kontakte, Verbindungen und schließlich auch ganze Nervenzellen, die nicht in derartige funktionelle Netzwerke integriert werden können, werden später einfach wieder abgebaut. Diejenigen Nervenzellen, die am Anfang der Reaktionskette liegen und von denen die Erregung normalerweise ausgelöst wird, spezialisieren sich auf die Umformung und Weiterleitung von bestimmten Signalen, die aus der Außenwelt oder aus den verschiedenen Bereichen des Körpers im Gehirn eintreffen (»Sinneszellen«). Diejenigen, die am Ende einer solchen Reaktionskette liegen, leiten die ankommende Erregung auf so genannte Effektorzellen (Muskel-, Drüsen- oder andere Körperzellen) weiter, die immer dann, wenn eine solche Erregung eintrifft, eine bestimmte Reaktion in Gang setzen (z. B. als Drüsenzellen ein Hormon ausschütten oder sich als Muskelzellen kontrahieren).

Die im Stammhirn auf diese Weise entstehenden Reaktionsketten und Netzwerke sind noch relativ einfach aufgebaut. Sie sind für die Steuerung basaler Körperfunktionen zuständig, also beispielsweise für die Regulation der Atemmuskulatur, des Herz- und Kreislaufsystems, der Körpertemperatur oder des vegetativen Nervensystems, das seinerseits wiederum für die Abstimmung und die Regulation verschiedenster Organfunktionen verantwortlich ist.

Wesentlich komplexer entwickelt und noch stärker miteinander und mit den Zellgruppen des Stammhirns verknüpft sind die Netzwerke, die sich im Mittelhirn und im Zwischenhirn herausbilden. Hier entstehen komplizierte Verschaltungsmuster zwischen den Nervenzellen, die als neuronale Regelsysteme für die Koordination voneinander abhängiger Organfunktionen und Stoffwechselleistungen und für die Steuerung einfacher, schematischer Bewegungsabläufe und Reaktionen zuständig sind. In diesen mittleren Bereichen des sich entwickelnden Gehirns werden die von verschiedenen Sinnesorganen und aus dem Körper eintreffenden Signale zu einem zwar noch sehr schematischen, aber doch schon ganzheitlichen »Gesamtbild« zusammengefügt. Die so entstehenden Erregungsmuster wirken dann ihrerseits als Auslöser für den Aufbau ebenfalls noch schematischer, aber eben auch schon ganzheitlicher Reaktions- und Handlungsmuster. Zeitlebens bleiben die hier bereits vor der Geburt geknüpften Netzwerke und Verschaltungsmuster bestimmend für all die nicht bewusst wahrnehmbaren Eindrücke, die das Gehirn immer dann macht und in irgendwelche Stimmungen und Reaktionen umsetzt, wenn sich im Körper oder in den Umgebungsbedingungen etwas Entscheidendes zu verändern beginnt, z. B. wenn der Blutzuckerspiegel absinkt und wir hungrig werden, wenn wir so ein komisches Gefühl im Bauch verspüren, weil wir Angst vor etwas bekommen, das wir noch nicht kennen, geschweige denn benennen können, wenn wir uns, ohne zu wissen, weshalb, von innen her angetrieben und tatendurstig oder lethargisch und mutlos fühlen. Auch wenn so etwas wach wird, das wir Instinkt oder Trieb nennen, oder wenn unser körpereigenes Abwehrsystem aktiviert wird, weil sich im Körper eine Infektion auszubreiten beginnt, wenn wir das Gesicht verziehen, weil etwas eklig auf uns wirkt, oder wenn uns ein wohliges Gefühl durchströmt, weil wir eine Nougattrüffel auf der Zunge zergehen lassen – immer sind diese sehr früh entstandenen gut gebahnten Verschaltungsmuster im Mittel- und Zwischenhirn für das Zustandekommen der diesen Regungen zugrunde liegenden Erregungsmuster verantwortlich.

Erst sehr spät, zum Zeitpunkt der Geburt, erlöscht auch in der jüngsten Hirnregion, im Vorder- oder Großhirn, die Teilungsfähigkeit der meisten Nervenzellen (nur ein kleiner Rest bleibt in einem speziellen Hirngebiet, dem Gyrus dentatus des Hippocampus, zeitlebens weiter teilungsfähig). Auch die Wanderung der an der Innenwand der beiden Großhirnhemisphären gebildeten Nervenzellen in die Außenbereiche der so genannten Großhirnrinde ist jetzt weitgehend abgeschlossen. Die Zellen liegen nun in den verschiedenen Bereichen der Hirnrinde mehr oder weniger gut geordnet in mehreren Schichten übereinander. Sie setzen noch lange nach der Geburt, in manchen Regionen sogar zeitlebens fort, womit sie bereits vor der Geburt begonnen haben: Fortsätze auszutreiben, ein dichtes Gestrüpp an Verzweigungen auszubilden und ein viel zu großes Angebot an synaptischen Verknüpfungen bereitzustellen, das nachfolgend – wenn dieses Angebot nicht wirklich genutzt wird – wieder aufgelöst und zurückgebildet wird.

Fast scheint es so, als könne sich das Vorderhirn – weil alle für das unmittelbare Überleben erforderlichen neuronalen Netzwerke und synaptischen Verschaltungen zuvor bereits in den älteren Hirnbereichen, in Stammhirn, Mittelhirn und Zwischenhirn angelegt worden sind – nun unendlich viel Zeit mit der Ausgestaltung all jener Nervenzellverknüpfungen lassen, die zum nackten Überleben nicht unbedingt erforderlich sind. Ausgerechnet diese »unnötigen« und erst zuallerletzt in der Hirnrinde herausgebildeten neuronalen Verschaltungen bilden aber die Grundlage für all jene Leistungen des menschlichen Gehirns, die im späteren Leben des Menschen besonders wichtig sind: Dazu zählt die Fähigkeit, aufrecht gehen zu lernen, eine Sprache zu erlernen und sich damit zu verständigen, Lesen, Schreiben und Rechnen sowie das Benutzen aller möglichen Geräte zu erlernen. Ferner gehört hierzu die Fähigkeit, ein Selbstbild und Selbstwirksamkeitskonzept zu entwickeln, psychosoziale Kompetenzen auszubilden, Handlungen planen und die Folgen des eigenen Handelns abschätzen zu lernen, sich selbst zu motivieren und die aus älteren Bereichen des Gehirns aufsteigenden Impulse und Triebe kontrollieren zu lernen. All das und noch vieles mehr erwirbt ein Kind erst schrittweise durch eigene Erfahrungen nach der Geburt. Wie gut diese Lernprozesse gelingen, hängt allerdings davon ab, wie sicher und wie fest das Fundament ist, das bereits vor der Geburt in Form der bis dahin entwickelten neuronalen Netzwerke und synaptischen Verschaltungsmuster angelegt worden ist. Dieses Fundament und der darauf bis zur Geburt bereits errichtete »Rohbau« sind in viel stärkeren Maß als bisher angenommen maßgeblich dafür verantwortlich, welche Gestalt das daraus später entstehende Haus einmal annehmen kann. Auf wackligen Fundamenten lassen sich keine Hochhäuser errichten, und Häuser, die auf Sand gebaut sind, rutschen später allzu leicht weg.

7
Das Erwachen der Sinne

Ein auf Lernen ausgerichtetes Gehirn braucht Reize von außen, um sich entwickeln zu können und seine Potenziale zu entfalten. Durch die Entstehung der Sinnesorgane wird das ungeborene Kind mit einem ständigen, sich immer verändernden Strom von Eindrücken versorgt. Die Sinnesorgane sind sozusagen die»Fühler«, mit denen es nun auch die äußere Welt kennen lernt.

Wenn wir von Sinnesorganen sprechen, meinen wir zunächst das Auge (Sehen), das Ohr (Hören und Gleichgewicht), die Nase (Riechen), Zunge (Schmecken) und Haut (Tasten). Sie alle liefern Informationen über den Zustand der äußeren Welt. Es gibt aber auch Rezeptoren, die die innere Welt registrieren wie bei Temperatur, Blutdruck oder Schmerz. Andere sammeln Daten über die Beziehung zwischen der inneren und der äußeren Welt, wie z. B. die Rezeptoren in den Muskeln, Gelenken und den Gleichgewichtsorganen, mit denen die Lage des Körpers im Raum analysiert wird. Jedes dieser Sinnesorgane kann nur einen Teil der Welt abbilden und ist für sich genommen ziemlich begrenzt. Erst wenn alle sensorischen Informationen miteinander verknüpft werden, gelingt es, sich immer besser in der Welt zurechtzufinden und zu einem umfassenderen Bild der Welt zu gelangen. Diese Verknüpfungen entstehen im Gehirn. Hier kommt es zu einer engen Verflechtung der verschiedenen Sinnesmodalitäten einerseits und der Sensorik (Sinneseindrücke) und Motorik (Bewegung) andererseits. Die Motorik ermöglicht es dem ungeborenen Kind, mit seiner Gestik, Mimik und anderen Bewegungsimpulsen auf sensorische Eindrücke zu reagieren. So kann es sich z. b. bei einem lauten Geräusch erschreckt zusammenziehen oder bei den ruhigen, schaukelnden Gehbewegungen seiner Mutter ein Nickerchen machen. Es kann sich aber auch aktiv und selbstständig auf die Suche nach sensorischen Eindrücken begeben, indem es z. B. an der Nabelschnur saugt oder mit ihr spielt oder seinen Kopf an die Plazenta legt.

Während der intrauterinen Phase werden die Sinnesorgane nicht nur in ihrer Struktur angelegt; genau wie alle anderen Organe nehmen sie gleichzeitig ihre Funktion auf, zunächst natürlich noch rudimentär, im Laufe der Entwicklung aber immer komplexer. Das »Erwachen der Sinnesorgane« ist dabei einerseits vom Stand der Hirnentwicklung abhängig; auf der anderen Seite aber stimuliert der immerwährende und sich ständig verändernde Strom von Sinneseindrücken wiederum die Entwicklung des Gehirns. Diese Wechselwirkung macht noch einmal deutlich, wie wichtig der Austausch zwischen »innen« und »außen«, zwischen Fötus und gebärmütterlicher Umgebung für die gesamte Entwicklung ist. Die Sinnesorgane spielen dabei eine Schlüsselrolle.

Die wissenschaftliche Erforschung der Sinnesorgane des ungeborenen Kindes beschäftigt sich mit verschiedenen Fragen, denen auch wir im Folgenden nachgehen wollen: Ab wann kann man von funktionierenden Sinnesorganen sprechen? Wie funktionieren sie und inwiefern sind sie dem Fötus nützlich? Kann der Fötus aus den gebärmütterlichen Sinneseindrücken für sein nachgeburtliches Leben lernen und welche Vorteile würde das bieten?

Historisch gesehen hat die Forschung in diesem Bereich durch die Einführung der Ultraschalltechnik großen Auftrieb bekommen. Endlich konnte man das Verhalten des ungeborenen Kindes direkt beobachten. Hinzu kam eine allgemeine gesellschaftliche Entwicklung: Man fing an, sich zunehmend für die Fähigkeiten von Neugeborenen zu interessieren und nahm mit Erstaunen zur Kenntnis, dass deren Verhalten viel kompetenter und komplexer war, als man gedacht hatte. Die bisherige Vorstellung, dass diese Fähigkeiten während der Schwangerschaft brachliegen und sozusagen mit der Geburt »auf einmal« einsatzfähig sind, erwies sich bald als zu absurd. Auch wenn fötale Verhaltensforscher ihr Forschungsgebiet selbst noch im »Embryonalstadium« ansiedeln, haben die wissenschaftlichen Untersuchungen bereits einen Schatz an beeindruckenden Ergebnissen hervorgebracht. Allerdings muss einschränkend festgehalten werden, dass ihre Aussagekraft natürlich immer von der Qualität der verwendeten Methoden und Messinstrumente abhängt. Die Wissenschaft hat in der Vergangenheit, was dies betrifft, auch einige falsche Ideen in Umlauf gebracht. Außerdem sind die Möglichkeiten der Forschung an Föten aus praktischen, aber auch ethischen Gründen begrenzt. Dennoch geben uns diese Forschungsergebnisse Gelegenheit, wie durch ein Fenster Einblick in die pränatale Welt zu gewinnen und das ungeborene Kind und seine Fähigkeiten besser kennen zu lernen.

Tasten und Fühlen:
Sich selbst und das andere spüren

Die Haut ist das erste Sinnesorgan, das seine Funktion aufnimmt. Ihre Rezeptoren werden durch Berührungsimpulse aktiviert. Schon im Alter von acht Wochen reagiert der Fötus, wenn er an den Lippen berührt wird. Er ist zu diesem Zeitpunkt ungefähr 2,5 Zentimeter groß. Im Laufe der Zeit weitet sich die Berührungsempfindlichkeit immer mehr aus: In der 14. Schwangerschaftswoche werden Berührungen außer auf dem Rücken und der Schädeldecke am ganzen Körper wahrgenommen. Interessant ist, dass sich die Empfindsamkeit zuerst in den Körperbereichen entwickelt, die später besonders sensibel sind wie Lippen, Gesicht und Genitalien.

Es ist sicher kein Zufall, dass die Haut das erste Sinnes-organ ist, das seine Funktion aufnimmt. Die Haut ist das Sinnesorgan, das für das Überleben am wichtigsten ist. Sie ist lebensnotwendig. Im Gegensatz zu den anderen Sinnes-organen kann man auf sie nicht verzichten. Hätte man keine Hautwahrnehmungen, wüsste man nicht, wo der eigene Körper zu Ende ist.

Berührungen sind das Medium, die über die Haut den Tastsinn aktivieren. Natürlich ist die Gebärmutter eine Um-gebung, die Berührungen ermöglicht. Es gibt die Gebärmut-terwand, die Nabelschnur und die Plazenta: Durch Haltung, Lageveränderung oder Bewegung der Mutter kommt das Kind sozusagen passiv damit in Kontakt. Im letzten Drittel der Schwangerschaft erlebt das Kind durch den zunehmen-den Raummangel in der Gebärmutter einen intensiven und, bei den Wehen während der Geburt, sehr kräftigen Berüh-rungskontakt. Die Enge in der Gebärmutter vermittelt auf jeden Fall Berührungsreize »rundum«.

Das Kind sucht aber auch selbst aktiv nach Berührungs-kontakten mit seiner Umgebung. In Ultraschallaufnahmen lässt sich beobachten, wie manche Kinder z. B. mit der Nabelschnur spielen oder die Plazenta wie ein gemütliches Kissen benutzen. Das Kind berührt sich auch selbst. Es nuckelt an seinen Gliedmaßen und fasst seinen Körper an. Zwillinge werden durch ihren Bruder oder ihre Schwester neun Monate lang kontinuierlich mit vielfältigsten Berüh-rungsreizen konfrontiert. Und natürlich kommt es auch zu einer Berührung, wenn Mutter oder Vater die Hände liebevoll auf den Bauch legen. Viele Eltern bestätigen, dass das Kind diesen Kontakt wahrnimmt und aktiv danach sucht.

Der Tastsinn hat eine besondere Bedeutung für die Ent-wicklung des Kindes. Die Haut ist ein sehr großflächiges Sin-nesorgan, das kontinuierlich Informationen über die Um-gebung liefert. Damit ist die Haut das Organ, das den Körper für »Empfindungen« sensibilisiert. Diese Empfindungen werden im Organismus, so klein er auch ist, hinsichtlich ihrer Qualität »bewertet« und mit entsprechendem Verhalten beantwortet. Die Bewertungskategorien beschränken sich zunächst wahrscheinlich auf »angenehm« und »unangenehm«, implizieren aber dennoch eine gewisse rudimentäre psychische Aktivität. Körperliches Empfinden und seelisches Fühlen bauen also sozusagen aufeinander auf und werden eng miteinander verknüpft: Denn was wir empfinden, hat Einfluss darauf, was und wie wir uns fühlen.

Durch Berührungen liefert die Haut dem Gehirn andererseits auch Informationen über die Oberfläche des eigenen Körpers. So entsteht eine Art innere Landkarte der Körperoberfläche. Wir wissen aus der Säuglingsforschung, dass der Körperkontakt des Kindes mit seiner Mutter oder anderen Pflegepersonen für die körperliche aber auch die emotionale Entwicklung wesentlich ist; vorausgesetzt natürlich, dass es sich um Berührungskontakte handelt, die feinfühlig und auf die Bedürfnisse des Säuglings abgestimmt sind. Körperkontakt vermittelt dem Kind Wärme, Sicherheit und Schutz, sodass es sich entspannen kann. Außerdem ermöglicht Körperkontakt durch das Empfinden der Körpergrenzen die Wahrnehmung körperlicher Kohärenz und Kontinuität. Langfristig ist das eine wichtige Voraussetzung für die Entwicklung der eigenen Identität, denn über die Empfindung der eigenen Körpergrenzen kann das Kind sich als eigene Person (»das bin ich«) und den anderen als getrennt von sich erleben (»das bist du«). Vielleicht, aber dies können wir natürlich nur ahnen, beginnt diese Entwicklung schon mit der Erfahrung der eigenen Körpergrenzen im Mutterleib. Indem pränatale Berührungskontakte dem Kind erste Erfahrungen mit seiner Körperoberfläche ermöglichen, ist das der rudimentäre Beginn der Selbstwahrnehmung – einer der wichtigsten psychischen Fähigkeiten des Menschen.

Die Frage, ob Föten Schmerzen empfinden, ist Gegenstand heftiger Diskussionen. Dass hier mitunter Gefühle hochkochen können, wird verständlich, wenn man bedenkt, dass es vor allem Manipulationen von außen sind, die dem ungeborenen Kind potenziell Schmerzen bereiten können. Man denke nur an Abtreibungen, Verletzungen bei der

Fruchtwasserpunktion, operative Eingriffe oder den Umgang bei Fehlgeburt, Kaiserschnitt und Frühgeburt. Bis vor wenigen Jahrzehnten wurden Neugeborene noch ohne Narkose operiert, weil man davon ausging, dass sie aufgrund der Unreife ihres Gehirns noch keinen Schmerz empfinden könnten. Für die vorgeburtliche Entwicklung gibt es bis jetzt noch keine eindeutige Antwort auf diese Frage. Das Ganze wird auch dadurch kompliziert, dass man nur indirekt auf die Schmerzerfahrung des ungeborenen Kindes schließen kann. Außerdem reagiert der Fötus möglicherweise anders auf potenziell schmerzhafte Reize als wir. Sicher ist, dass Schmerzreaktionen im Gesicht oder in der Motorik bei Frühgeborenen ab der 23. Woche feststellbar sind. Föten im Alter von 19 Wochen, die einer schmerzhaften Prozedur (Einführung der Nadel bei intrauteriner Bluttransfusion) ausgesetzt sind, geben als Antwort darauf Stresshormone ab. Auch wird berichtet, dass manche Föten bei einer Abtreibung zwischen der 21. und 23. Schwangerschaftswoche hörbar schreien. Wegen der unklaren Sachlage fordern einige englische Wissenschaftler bei Abtreibungen ab der 17. Schwangerschaftswoche vorsorglich Anästhesie für den Fötus. Interessant ist in diesem Zusammenhang auch, dass schmerzhemmende Systeme erst gegen Ende der Schwangerschaft wirksam werden, sodass man sogar davon ausgehen muss, dass Föten ab dem Ende des zweiten Trimesters eher mehr Schmerzen wahrnehmen als Neugeborene.

Schmecken und Riechen: Das andere in sich aufnehmen

Um riechen zu können, braucht man Luft. Die ist in der Gebärmutter nicht vorhanden. Das Fruchtwasser enthält allerdings eine ganze Reihe von Stoffen, die sowohl die Geschmacks- als auch die Geruchsrezeptoren stimulieren können. Darum wird intrauterin nicht zwischen Schmecken und Riechen unterschieden.

Je nach Ernährungsweise der Mutter bekommt das Fruchtwasser eine etwas andere Geschmacksrichtung. Offenbar nimmt das ungeborene Kind diese Unterschiede schon wahr; jedenfalls trinkt es regelmäßig davon. In einem Experiment wurde einer Gruppe schwangerer Frauen, die eine Vorliebe für Anis hatten, erlaubt, Produkte mit Anisgeschmack nach Herzenslust zu essen. Eine andere Gruppe schwangerer Frauen nahm in dieser Zeit keinerlei Anis zu sich. Wie man weiß, verteilt sich Anis in alle Körperflüssigkeiten. Es gelangt also auch ins Fruchtwasser. Ein Fötus, der Fruchtwasser trinkt, kommt folglich auch in den Genuss von Anisaroma. Wenige Stunden nach der Geburt wurde den Neugeborenen für kurze Zeit ein Wattebausch mit Anisöl unter die Nase gehalten. Die Babys, deren Mütter Anis zu sich genommen hatten, reagierten darauf positiv. Die Babys der Kontrollgruppe zeigten keine Reaktionen. Das gleiche Experiment kann man übrigens auch mit Knoblauch durchführen.

Es ist bekannt, dass die Ernährungsgewohnheiten der Mütter die geschmacklichen Vorlieben ihrer neugeborenen Kinder beeinflussen. Föten lieben aber vor allem »Süßes«: Je süßer das Fruchtwasser, desto mehr trinken sie. Setzt man ihm eine bittere Substanz zu, saugen und schlucken sie deutlich weniger. Übrigens mögen Föten auch kein Nikotinaroma, und auch Spuren von Alkohol im Fruchtwasser schmecken ihnen nicht.

Die Tatsache, dass das ungeborene Kind schmecken und Geruchsstoffe wahrnehmen kann, hat eine besondere biologische Bedeutung. Das Kind erkennt seine Mutter später nach der Geburt am Duft der Muttermilch wieder. Außerdem riechen die Brustwarzen der Mutter nach bestimmten Pheromonen (Duftstoffe), die auch im Fruchtwasser enthalten sind. Das Neugeborene braucht sich also nur an der vertrauten Duftnote zu orientieren, um den Ort zu finden, der Nahrung verspricht. Es sind also nicht irgendwelche Instinkte, die das Suchverhalten nach der Brustwarze regeln, sondern es geht eigentlich nur »der Nase nach«. Wenn man dem Fruchtwasser von Kaninchen vor der Geburt Zitronenaroma zusetzt, suchen die Neugeborenen die Zitzen überall dort, wo es nach Zitrone riecht – wenn es sein muss, sogar auf dem Rücken ihrer Mutter. Die Geschmacks- und Geruchserfahrungen in der Gebärmutter bereiten das Kind also ein Stück weit auf sein Leben nach der Geburt vor: Es »weiß«, wie der Ort riecht, der Vertrautheit, Sicherheit und Nahrung verspricht. Dass wir diesen Ort »Mutter« nennen, ist für das Neugeborene nicht wichtig. Die Hauptsache ist, dass es sie und ihre Vorlieben schon ein bisschen kennt. Es hat Erfahrungen damit, wie sie »schmeckt«. Bekannte Geschmacks- oder Duftnoten werden mit der Mutter bzw. mit dem mütterlichen Milieu assoziiert. Diese vorgeburtlichen Erfahrungen tragen dazu bei, dass das Kind nach der Geburt bereits mit dem Duft seiner Mutter vertraut ist.

Sehen und Hören:
Eine Brücke zum anderen schlagen

Sehen und Hören sind so genannte »Fernsinne«. Sie informieren uns über Ereignisse, die außerhalb unseres Körper geschehen. Wie alle Sinne werden sie pränatal angelegt und brauchen, um sich entwickeln zu können, die Stimulation von außen.

Viel zu sehen gibt es in der uterinen Welt natürlich nicht. Nur sehr vage dringen Lichtstrahlen in diese dunkle Welt vor. Ab der 26. Schwangerschaftswoche reagiert der Fötus nachweislich auf Licht. Allerdings sind die Photorezeptoren im fötalen Auge schon im Alter von 16 Wochen lichtempfindlich. In dreidimensionalen Ultraschallaufnahmen ist zu beobachten, dass Föten mit 18 Wochen die Augen öffnen können. Bisher dachte man, dass die Augenlider fest verschlossen sind und sich erst ab der 26. Woche öffnen. Die Entwicklungszeit der Sehfähigkeit setzt allerdings erst nach der Geburt ein, dann nämlich, wenn auch visuelle Reize vorhanden sind, die sie stimulieren. Und was das Neugeborene als Erstes sehen und erkennen lernt, ist das Gesicht der Mutter.

Was das Hören betrifft, ist der Fötus in seiner intrauterinen Umwelt einer ganzen Geräuschkulisse ausgesetzt: Er hört den Herzschlag der Mutter als ständigen rhythmischen Hintergrundreiz. Er vernimmt die Geräusche ihres Darmes und anderer innerer Organe. Und auch Geräusche der Außenwelt dringen in die Welt des ungeborenen Kindes vor. Besonders wichtig dabei sind Stimmen, insbesondere die der Mutter.

Ab wann der Fötus hören kann, lässt sich nur indirekt feststellen. Auf jeden Fall löst ein auditiver Reiz zwischen der 20. und 24. Schwangerschaftswoche eine motorische Reaktion beim Fötus aus. Bei lauten Geräuschen erschrickt er, bei leisen Geräuschen scheint er interessiert zu lauschen. Er reagiert auf die Töne, die von außen zu ihm durchdringen. Manchmal werden dadurch Bewegungen ausgelöst, manchmal werden Bewegungsabläufe durch ein äußeres Geräusch unterbrochen. Offenbar beeinflussen Hörerfahrungen die Befindlichkeit des Fötus.

Der Herzschlag der Mutter nimmt dabei eine besonders wichtige Stellung ein. Seine Charakteristik wird schon im Mutterleib wahrgenommen. Neugeborene schreien weniger, verlieren weniger Gewicht und sind insgesamt entspannter, wenn ihnen eine Tonaufnahme des mütterlichen Herzschlags vorgespielt wird. Ganz offensichtlich erinnert sich das Kind an den vertrauten, kontinuierlichen Herzschlag, den es aus der Gebärmutter bereits kennt. Man braucht dem Kind aber kein Band vorzuspielen, um diesen Effekt hervorzurufen. Man braucht es nur im Arm zu halten. Denn die Nähe zum mütterlichen Herzen ist für Babys der Lieblingsplatz.

Die Rhythmik des Herzschlags gehört also zu unserem primären, vorgeburtlich geprägten Erfahrungsschatz. Die Frequenz des Herzschlags hängt dabei von der jeweiligen emotionalen Befindlichkeit ab. Wenn die Mutter Musik hört oder singt, beruhigt sich ihr Herzrhythmus. In der Schwangerschaftsbegleitung macht man sich dies mittlerweile zu Nutze. Immer öfter werden Kurse angeboten, in denen Schwangere gemeinsam singen. Ungeborene Kinder scheinen das sehr zu mögen. Dazu tragen wahrscheinlich verschiedene Faktoren bei: die Musik an sich, die Freude und Entspannung der Mutter beim Singen, die freundliche Aufmerksamkeit für das Kind und das Gefühl der Verbundenheit mit anderen Frauen in der gleichen Lebenssituation. Oft wird berichtet, dass sich Föten Musikstücke, die während der Schwangerschaft häufig gespielt werden, merken können. So gibt es Berichte von Berufsmusikern, die bestimmte Musikstücke zu ihrer eigenen Überraschung so gut kannten, dass sie schon wussten, wie das Stück weitergeht, bevor sie das Notenblatt umgeschlagen hatten. Es stellte sich heraus, dass ihre Mutter genau diese Stücke während der Schwangerschaft intensiv geübt hatte. Diese Erinnerungsfähigkeit gilt übrigens nicht nur mit Blick auf berühmte Musikstücke, sondern auch hinsichtlich der Erkennungsmelodie einer englischen Seifenoper! Neugeborene von Müttern, die während der Schwangerschaft täglich eine solche Fernsehsendung gesehen hatten, reagierten mit sofortiger Beruhigung, wenn sie diese Musik hörten. Sie hatten als Föten gelernt, dass diese Melodie eine gemütliche Zeit einläutet.

Eine besondere Vorliebe ungeborener Kinder gilt der Stimme der Mutter. Sie kennen sie gut, und als Neugeborene hören sie sie lieber als irgendwelche unbekannten Stimmen. Besonders interessiert reagieren sie, wenn man ihnen die Stimme der Mutter so präsentiert, wie sie im Mutterleib geklungen hat. Die mütterliche Stimme erreicht den Fötus übrigens nicht nur, wie andere (Stimm-)Geräusche von außen über das Gewebe, sondern auch zusätzlich über die Knochen der Wirbelsäule und des Beckens. Das Becken gerät im Bereich von 2 500 bis 3 000 Hertz in Schwingung. Dies ist genau die Frequenz, die einer Frauenstimme entspricht. Hinzu kommt, dass die Beckenschalen einen Resonanzkörper bilden, durch den die Oberschwingungen wie bei einem Lautsprecher verstärkt werden. Die mütterliche Stimme ist dadurch innerhalb der uterinen Welt ziemlich gut wahrnehmbar. Wenn man davon ausgeht, dass die Stimme nicht nur hörbar, sondern über Schwingungen auch fühlbar ist, wird das Kind die ganze Schwangerschaft über in irgendeiner Weise von der mütterlichen Stimme begleitet.

Für Stimmen, die von außen kommen, gilt übrigens, dass vor allem niedere Frequenzen zum Ohr des Kindes im Mutterleib vordringen. Männerstimmen sind demnach leichter für den Fötus wahrnehmbar als Frauenstimmen. Das ist eine gute Nachricht für die Väter. Auch sie können damit rechnen, bereits vor der Geburt einen Platz in der klanglichen Welt ihres Kindes einzunehmen.

Durch das Fruchtwasser, die Gebärmutterwand etc. werden Geräusche anders wahrgenommen, als wir das gewöhnt sind. Das ungeborene Kind scheint mehr Vokale als Konsonanten wahrzunehmen und bei Musik scheint es Geigen schlechter, Schlagzeuge dagegen deutlicher zu hören. Wahrscheinlich klingt die menschliche Stimme, als käme sie hinter einem schweren Vorhang hervor. Das ungeborene Kind nimmt auch nicht einzelne Worte, sondern die Sprachmelodie und die damit verbundene emotionale Stimmung des Gesprochenen oder Gesungenen wahr. Es ist erstaunlich, wie differenzierungsfähig Föten am Ende des dritten Trimesters sind: So stellte sich heraus, dass die Kinder in der Lage sind, zwischen der Lautfolge »ba-bi-ba« und »bi-ba-bi« zu unterscheiden. Sie konnten auch Frauen- von Männerstimmen unterscheiden. In einem anderen Experiment wurde Föten in der 34. und 37. Schwangerschaftswoche zweimal täglich über Tonband eine bestimmte Geschichte vorgespielt. In der 37. Woche hatten sich die Föten offenbar an die Geschichte gewöhnt, denn sie reagierten darauf mit einem verlangsamten Pulsschlag. Spielte man ihnen jetzt jedoch eine andere Geschichte vor, die von der gleichen Frau vorgelesen wurde, kam es wiederum zu einer Beschleunigung des Pulses. Scheinbar fanden die kleinen Versuchspersonen die neue Geschichte interessant genug, um ihr Aufmerksamkeit zu schenken. Die Kinder waren also in der Lage, den Unterschied zwischen der ersten und der zweiten Geschichte wahrzunehmen.

Wie schon das Riechen, so richtet sich auch das Hören

des Fötus vor allem auf seine Mutter aus. Es ist ihre Stimme, die er am besten wahrnehmen kann, der er am meisten Aufmerksamkeit schenkt. Er kann sie also nicht nur an ihrem Geruch, sondern auch an ihrer Stimme von allen anderen Menschen unterscheiden. Sie ist ihm vertraut und vermittelt ihm ein Gefühl von Sicherheit und Geborgenheit.

So ausgerüstet kann das ungeborene Kind den großen Herausforderungen begegnen, die das Leben nach der Geburt bereithält: Es weiß, an welche Person es sich halten muss, um ernährt zu werden. Es weiß, wo es die Brust finden kann. Es hat das Saugen schon ausgiebig im Mutterleib geübt, und glücklicherweise schmeckt das Kolostrum ähnlich wie das Fruchtwasser. Durch die über seine Sinnesorgane eintreffenden Informationen hat es für sein Überleben wichtige Aspekte der Welt schon im Mutterleib kennen gelernt. Sein Gehirn hat sich über den beständigen Strom von verschiedenen Reizen aus dieser Welt einen Eindruck davon verschaffen können. Diese Eindrücke haben wiederum die Entwicklung seiner Hirnstrukturen beeinflusst. Sie sind Teil seiner ersten Lernerfahrungen geworden.

8
Lernen von Anfang an

Alles, worauf es im späteren Leben ankommt, muss ein Kind, das auf die Welt gekommen ist, erst noch lernen. In den letzten Jahren haben sich Hirnforscher intensiv mit der Frage beschäftigt, wie Lernen funktioniert und was dabei im Gehirn passiert. In ihren Untersuchungen sind sie auf eine sehr interessante Entdeckung gestoßen: Man kann mit Hilfe seines Gehirn gar nichts Neues lernen, sondern immer nur etwas Neues hinzulernen. Das hat einen sehr einfachen Grund: Neues kann nur im Hirn verankert werden, indem es mit etwas verbunden wird, das bereits vorhanden ist, das also bereits vorher erlernt worden ist. Das gilt für Erwachsene ebenso wie für Kinder. Gute Lehrer und kluge Eltern haben das schon immer gewusst: Einem Kind kann man nur dann etwas Neues beibringen, wenn es bereits über ein entsprechendes Vorwissen verfügt. Es muss also beispielsweise schon krabbeln können, bevor es in der Lage ist, auch laufen zu lernen. Ebenso muss es zunächst eine Sprache einigermaßen beherrschen, bevor man ihm Lesen und Schreiben beibringen kann.

Weshalb das so ist, können Hirnforscher inzwischen recht gut erklären: Immer dann, wenn über die Sinnesorgane eine neue Wahrnehmung zum Gehirn weitergeleitet wird, entsteht dort ein für diese Wahrnehmung charakteristisches Erregungsmuster, also ein bestimmtes »Geflimmer«

der dabei erregten synaptischen Verbindungen. Dieses Geflimmer erzeugt im Gehirn eine gewisse Unruhe und stört die dort bis dahin »routinemäßig« ablaufenden Prozesse. Erst durch die so entstandene »Störung« wird man auf die neue Wahrnehmung aufmerksam und versucht, sie irgendwie einzuordnen. Im Gehirn wird jetzt intensiv nach einem bereits vorhandenen, durch frühere Erfahrungen entstandenen und entsprechend gebahnten Verschaltungsmuster gesucht, dessen Erregungsmuster (»Erinnerungsbild«) irgendwie zu dem durch die neue Wahrnehmung entstandenen Erregungsmuster (»Wahrnehmungsbild«) passt. Kann ein altes Muster aktiviert werden, das mit dem neuen völlig identisch ist, so wird die neue Wahrnehmung als bereits bekannt eingeordnet und »routinemäßig« beantwortet. In diesem Fall hat man überhaupt nichts hinzugelernt. Lässt sich trotz intensiver Bemühungen kein bereits vorhandenes Erinnerungsmuster aktivieren, das irgendwie zu dem neuen Wahrnehmungsmuster passt, wird die neue Wahrnehmung als völliger Unsinn behandelt und es wird so getan, als sei überhaupt nichts passiert. Interessant wird es nur dann, wenn irgendein bereits vorhandenes Erinnerungsmuster aktiviert werden kann, das zumindest teilweise zu dem neuen Wahrnehmungsmuster passt. Dann wird das alte innere Bild so lange geöffnet, erweitert und umgeformt, bis das neue Wahrnehmungsbild irgendwie in dieses Erinnerungsbild eingefügt werden kann. In einem solchen Fall hat man etwas Neues hinzugelernt. Die bis dahin herrschende innere Unruhe löst sich plötzlich auf, alles passt wieder, man sagt »Aha!« und freut sich. Je häufiger einem Kind so etwas gelingt, desto größer wird seine Lust, sich auf neue Wahrnehmungen, neue Herausforderungen und neue Entdeckungen einzulassen.

»Lernen« ist also mehr als »bewusstes«, kognitives Lernen, das wir in der Schule gelernt haben, mehr als Englisch-Vokabeln zu pauken, einen Aufsatz zu schreiben oder gymnastische Übungen zu machen. Unsere Lernfähigkeit ist viel komplexer: Ein Kind muss nämlich wirklich alles, was neu ist, lernen. Das betrifft eben nicht nur Wissen und Kenntnisse, sondern auch Fähigkeiten wie Laufen, Sehen und Fühlen. Zwar kommt jedes Kind mit der Fähigkeit zur Welt, laufen zu lernen; ohne die richtigen Impulse zur rechten Zeit, die das motorische System zur Ausreifung bringen, und ohne die bereits vorher gesammelten Erfahrungen mit der Nutzung des Bewegungsapparates wäre es aber mit dem Laufenlernen schlecht bestellt. Außerdem gibt es für das Erlernen bestimmter Fähigkeiten »kritische Perioden«, in denen die entscheidenden Lernerfahrungen gemacht werden müssen. So braucht man innerhalb der ersten fünf Lebensjahre visuelle Reize, um das Sehen zu erlernen. Nur während dieser Phase können die entsprechenden Nervenzellverbindungen im visuellen Kortex herausgebildet werden. Auch die emotionale Entwicklung ist abhängig von frühen Lernerfahrungen. Wir wissen heute, dass Babys eine stabile und feinfühlige Beziehung zu ihren Eltern brauchen, in der auf ihre Bedürfnisse in liebevoller und kontinuierlicher Weise eingegangen wird.

All das ist inzwischen recht gut nachgewiesen und auch nicht allzu aufregend. Wirklich spannend wird das alles erst dann, wenn man sich fragt, woher eigentlich das bereits vorhandene Wissen und die entsprechenden »Erinnerungsbilder« kommen, an die ein Neugeborenes die von ihm während und unmittelbar nach der Geburt gewonnenen neuen Wahrnehmungen anknüpft. Wir müssen nämlich vermuten, dass jedes neugeborene Kind bereits eine ganze Menge intrauterin gesammelte und als entsprechende »Erinnerungsbilder« abrufbare Erfahrungen mit auf die Welt bringt. Sonst könnte es nach der Geburt ja nichts Neues hinzulernen. Verstärkt wird diese Vermutung durch eine Beobachtung, die alle Eltern, Hebammen und Geburtshelfer immer wieder in Erstaunen versetzt. Sie alle wissen, wie neugierig ein Kind bereits kurz nach der Geburt ist und mit welcher Lust es sich darauf einlässt, die in dieser neuen Welt möglichen Wahrnehmungen in sich aufzunehmen. Neugeborene müssen also die Lust bereits kennen, die bei ihnen auch schon vor der Geburt immer dann entsteht, wenn es ihnen gelingt, eine neue Wahrnehmung mit ihrem bisherigen Wissen zu verbinden und in ihren bisherigen Erfahrungsschatz zu integrieren. Wenn also alle neuen Wahrnehmungen und alle neuen Eindrücke immer wieder an ältere, bereits vorhandene »Erinnerungsbilder« angeknüpft werden, so muss auch das ungeborene Kind zu jedem Zeitpunkt seiner Entwicklung bereits über ein entsprechendes »Vorwissen« verfügen. Woher kommen diese allerersten Erfahrungen? Wie sehen sie aus? Wie werden sie verankert? Welche Rolle spielen dabei der körperliche Zustand und die emotionale Befindlichkeit der Mutter? Wie wirken sich diese Erfahrungen auf die weitere Entwicklung aus? Das sind Fragen, die sich in diesem Zusammenhang geradezu aufdrängen und noch viel zu wenig gestellt werden.

Lernende Zellen

Jede Zelle besitzt in ihrem Zellkern gespeichertes Wissen, das sie benutzt, um die in ihr ablaufenden Reaktionen zu lenken, und auf das sie zurückgreift, wenn sie in Situationen gerät, die sie zu bestimmten Reaktionen zwingen. Dieser zelluläre Schatz an Erfahrungen besteht aus einer Vielzahl in spezifischer Weise angeordneter Nukleinsäurebausteinen, den so genannten DNA-Sequenzen, die man auch als »Gene« bezeichnet. Diese werden bei Bedarf als Matrix benutzt, um bestimmte Eiweiße herzustellen, die für bestimmte Reaktionen oder für den Aufbau bestimmter zellulärer Strukturen gebraucht werden. Alle embryonalen Zellen haben diesen genetischen Code bei jeder Zellteilung von ihren jeweiligen »Elternzellen« übernommen. Der Ausgangspunkt dieses an die jeweiligen Tochterzellen weitergegebenen und deshalb für alle Zellen des Embryos identischen zellulären Wissens ist das Genom der befruchteten Eizelle.

Verfügbar wird dieses zelluläre Wissen der Gene allerdings erst dadurch, dass Umweltsignale die jeweiligen DNA-

Sequenzen aktivieren. Ein wichtiges Umweltsignal ist die jeweilige Umgebung, in der sich Zellen befinden. Im Verlauf der Embryonalentwicklung geraten die durch die Zellteilungen neu gebildeten Tochterzellen nämlich in unterschiedliche Bereiche des Embryos. Es sind die dort herrschenden lokalen Bedingungen, die die betreffenden Zellen dazu veranlassen, bestimmte Gene intensiver »abzuschreiben« als andere und bestimmte Leistungen stärker zu entwickeln als andere. Dadurch beginnen sich die Zellen zu spezialisieren, und dabei passen sich auch die im Inneren ablaufenden Reaktionen immer besser an die jeweiligen Anforderungen an. Auf diese Weise entwickeln sich die verschiedenen Zellen zunehmend zu speziellen, differenzierten Zellen, z. B. zu Haut-, Darm-, Leber-, Muskel-, Drüsen- oder Nervenzellen. Auf diesen unterschiedlichen Entwicklungswegen machen die verschiedenen Zellen unterschiedliche Erfahrungen. Sie geraten dabei in verschiedene Bereiche des Embryos. Dort herrschen unterschiedliche Bedingungen, und dort sind sie gezwungen, ganz bestimmte Herausforderungen zu meistern und spezielle Leistungen zu erbringen. Dabei passt sich ihr Stoffwechsel, ihre innere Organisation und manchmal auch ihre äußere Gestalt an die jeweiligen Anforderungen an. Sie »lernen« auf diese Weise immer besser, all das zu leisten, worauf es gerade dort, wo sie hingelangt sind, ganz besonders ankommt. Indem diese verschiedenen Zellen auf ihrem jeweiligen Entwicklungsweg ganz bestimmte Bereiche ihres mitgebrachten Erfahrungsschatzes nun besonders intensiv nutzen – und dafür andere Bereiche ungenutzt lassen –, erwerben sie zunehmend spezieller werdende Fähigkeiten. Einer solchen spezialisierten Zelle ist es dann nicht mehr möglich, auf alle von der ursprünglichen befruchteten Eizelle übernommenen Gensequenzen zurückzugreifen. Sie kann fortan nur noch Tochterzellen hervorbringen, die nun ihrerseits bereits von Anfang an darauf festgelegt sind, sich als Haut-, Darm-, Leber-, Muskel-, Drüsen- oder Nervenzellen weiterzuentwickeln. Durch die spezifischen Umgebungsbedingungen hat sich die Zelle also radikal verändert.

Sie hat »gelernt«, eine Zelle mit einer bestimmten Funktion zu sein. Sie hat sich an die Erfordernisse ihrer jeweiligen »Lebenswelt« angepasst.

Den embryonalen Zellen geht es dabei nicht viel anders als den in eine Familie und später in eine menschliche Gemeinschaft hineinwachsenden Kindern. Beide können sich nur dann spezialisieren – und sich im einen Fall zu Haut-, Darm-, Leber-, Muskel-, Drüsen- oder Nervenzellen weiterentwickeln oder im anderen Fall Schuster, Bäcker oder Popstar werden –, wenn es andere gibt, mit denen sie in einer engen Austauschbeziehung stehen, die andere Fähigkeiten entwickelt haben und andere Leistungen vollbringen. Kinder wachsen allmählich in ein bereits bestehendes Beziehungsgeflecht wechselseitiger Abhängigkeit hinein. Embryonale Zellen bilden es – im Rahmen der vom mütterlichen Organismus vorgegebenen Rahmenbedingungen – erst allmählich selbst heraus. Die wichtigste Voraussetzung für die Entstehung eines solch komplizierten Beziehungsgeflechtes voneinander abhängiger, einander ergänzender Leistungen innerhalb des embryonalen Zellverbandes ist eine fortwährende wechselseitige Abstimmung der Zellen. So wie sich die in eine Gemeinschaft hineinwachsenden Kinder fortwährend über alles informieren, was dort abläuft und worauf es dort ankommt, tauschen auch embryonale Zellen ständig Informationen darüber aus, wie es ihnen geht, was sie gerade machen oder zu tun beabsichtigen. Sie lernen voneinander durch Interaktion und Kommunikation. Dazu benutzen sie chemische Signalstoffe, die den anderen Zellen mitteilen, was sie brauchen und was sie selbst für andere bereitstellen oder übernehmen können. Wenn einzelne Zellen mit ihren Spezialisierungen zu weit gegangen sind oder zu langsam vorankommen, senden sie Notsignale in Form bestimmter Botenstoffe aus. Diese veranlassen die andere Zellen dazu, ihnen gewissermaßen zu Hilfe zu kommen, indem diese ihre eigenen Leistungen auf die so signalisierten Erfordernisse der »Notleidenden« abstimmen.

Anfangs findet dieser ständige Informationsaustausch

zwischen den sich immer weiter spezialisierenden Zellen des sich entwickelnden Embryos noch unmittelbar zwischen direkt benachbarten Zellen statt. Später, wenn die ersten Gewebe und Organanlagen entstanden und über ein funktionierendes Blutkreislaufsystem miteinander verbunden sind, gelangen die freigesetzten Botenstoffe über die Blutversorgung auch in z. T. weit entfernte Bereiche des Embryos. Auf diese Weise können auch die in verschiedenen Organen stattfindenden Wachstums- und Differenzierungsprozesse weiterhin sehr genau aufeinander abgestimmt werden. Bildlich gesprochen »weiß« also jedes sich entwickelnde Organ, sei es die Leber, die Niere, die Lunge, der Darm oder die Haut, zu jedem Zeitpunkt der Entwicklung in gewisser Weise darüber Bescheid, wie es den anderen Organen geht, wie weit sie mit ihrer Entwicklung vorangekommen sind und wo es noch hapert.

Die beschriebenen Lernerfahrungen sind wahrscheinlich für alle menschlichen Embryonen relativ ähnlich, weil sie sich alle in einer Gebärmutter einnisten und dort ähnliche Rahmenbedingungen für ihre Entwicklung vorfinden. Dennoch kann es auch hier zu Störungen kommen, die entweder mit Fehlern in der internen Steuerung zu tun haben oder durch Fehlentwicklungen verursacht werden, die durch die äußeren Bedingungen des mütterlichen Organismus zustande kommen: Dazu zählen Einflüsse von Infektionen, von chemischen Stoffen, wie Medikamenten, Nikotin, Alkohol oder anderen Drogen, Umweltgiften, hormonellen Störungen, Stress, Mangelernährung etc. Tritt eine Störung der inneren Ordnung ein, versuchen die Zellen in einer konzertierten Aktion das innere Gleichgewicht wiederherzustellen. Wenn die Störung irreparabel ist (z. B. bei einer Organmissbildung oder als Folge einer durch äußere Einflüsse entstandenen schwerwiegenden Fehlentwicklung), wird die weitere Entwicklung aller anderen davon betroffenen oder davon abhängigen Organe und körperlichen Strukturen an die eingetretene Veränderung angepasst. Wenn das nicht gelingt, kommt es zum Abort. In allen anderen Fällen, in denen die

Anpassungsleistungen erfolgreich genug sind, wird das durch die Zellen im Verlauf dieser Anpassungsprozesse gesammelte Wissen als Teil ihrer Lernerfahrungen verankert.

Übende Netzwerke

Mit dem Ultraschallgerät kann man etwa ab der siebten Schwangerschaftswoche beobachten, wie der in der Fruchtblase schwimmende Embryo erste, noch sehr unkoordinierte Bewegungen ausführt. Anfangs sind das eher Zuckungen, die durch die Kontraktion bestimmter Muskeln des Rumpfes und der Extremitäten ausgelöst werden. Zu diesem Zeitpunkt beginnen die vom Rückenmark und vom Gehirn aussprossenden Nervenzellfortsätze mit diesen Muskelzellen in Kontakt zu treten. Jetzt können diese Muskelzellen durch die von bestimmten Nervenzellen erzeugten Erregungen zur Kontraktion veranlasst werden, und die Muskelspindeln können nun ihrerseits über sensorische Nerven den Dehnungszustand des Muskels an das Rückenmark und das Gehirn zurückmelden. So entstehen die ersten Verbindungen zwischen den motorischen und den sensorischen Zentren, zunächst im Rückenmark und später auch in der übergeordneten, für die Bewegungskoordination zuständigen Schaltzentrale im Gehirn. Auch hier werden aus einem zunächst bereitgestellten, viel zu großen Angebot an synaptischen Verbindungen allmählich diejenigen Verschaltungsmuster stabilisiert und gebahnt, die bei den zunehmend komplexer und koordinierter werdenden Bewegungsabläufen regelmäßig aktiviert werden. Es findet Lernen durch Nutzung und Übung der entsprechenden Körperfunktionen statt. Im Verlauf dieses langwierigen und komplizierten Lernprozesses wird der Embryo in die Lage versetzt, seinen Rumpf, seine Beine und seine Arme in zunehmend koordinierter Weise zu bewegen, regelmäßige »Atembewegungen« durch die Kontraktion von Zwerchfell und Rippenmuskulatur auszuführen oder – wie man es bisweilen in Ultraschallaufnahmen beobachten kann – seinen Daumen gezielt in den Mund zu stecken. All diese Bewegungsabläufe müssen »eingeübt« und »erlernt« werden. Fehlt dem Embryo die Möglichkeit dazu – beispielsweise, weil eine Extremität nicht ausgebildet ist –, so können auch die sich im Gehirn für die Koordination dieser Bewegungen nutzungsabhängig herausbildenden neuronalen und synaptischen Verschaltungsmuster nicht entstehen. Im sich entwickelnden Gehirn wird dann kein »inneres Bild« (Repräsentanz) der betreffenden Extremität und der ihre Bewegungen steuernden Muskelkontraktionen angelegt.

Was für die zentralnervöse Steuerung der Körpermuskulatur gilt, trifft in gleicher Weise – wenngleich weniger deutlich sichtbar oder messbar – für die Herausbildung neuronaler Verschaltungen und synaptischer Netzwerke zur Steuerung und Koordinierung aller anderen Körperfunktionen zu. Dazu zählen all jene sich im Gehirn (in ähnlicher Weise wie die sensomotorischen Repräsentanzen) herausbildenden Regelkreise für die Regulation der Funktion von inneren Organen, von Drüsen, von Blutkreislauf und Atmung, aber auch des Blutzuckerspiegels oder der Sauerstoffversorgung (bzw. der Kohlendioxidsättigung) im Blut. Auch die über Drucksensoren in der Haut von der Körperoberfläche zum Gehirn weitergeleiteten Signale führen dort zur nutzungsabhängigen Stabilisierung entsprechender Verschaltungsmuster. Die im Gehirn auf diese Weise herausgeformten inneren Repräsentanzen werden benutzt, um sich gewissermaßen ein Bild von der Beschaffenheit der Körperoberfläche zu machen. Dies sind vollkommen unbewusst ablaufende Prozesse, denn all das geschieht zu einem Zeitpunkt, wo jene Bereiche des Gehirns, in denen später die so genannten bewussten Wahrnehmungen und Reaktionen miteinander verknüpft werden, noch sehr unreif und daher noch nicht funktionsfähig sind. Dennoch entsteht im Gehirn des ungeborenen Kindes ein immer vollständiger und komplexer werdendes inneres Bild über die Beschaffenheit des Körpers und über die in diesem Körper ablaufenden und vom Gehirn selbst wieder beeinflussbaren Prozesse.

Die allererste und wichtigste Aufgabe des Gehirns ist (und bleibt zeitlebens) nicht das Denken, sondern das Herstellen, Aufrechterhalten und Gestalten von Beziehungen. Und die ersten Beziehungen, die ersten Verbindungen, die im sich entwickelnden Gehirn entstehen und geknüpft werden, sind einfache Regelkreise zur Steuerung von im Körper ablaufenden Prozessen und zur Koordination von Organfunktionen. Je häufiger diese einfachen Verschaltungsmuster zur Aufrechterhaltung oder zur Wiederherstellung eines bestimmten Kontraktionsmusters einzelner Muskelgruppen oder zur Steuerung bestimmter Leistungen einzelner Organe und Organsysteme benutzt werden, desto fester und stabiler werden die dabei jeweils aktivierten Nervenzellverschaltungen miteinander verbunden und gebahnt. Aus den anfangs noch sehr labilen und deshalb recht störanfälligen Verbindungen werden auf diese Weise immer perfekter, immer automatischer, immer reflexartiger funktionierende Regelkreise für die Koordination und Steuerung einzelner Teilfunktionen.

Das ist jedoch nur der erste Schritt, sozusagen die unterste Ebene der Stufenleiter, auf der das sich entwickelnde Gehirn lernt, indem es Beziehungen knüpft. Anschließend werden diese ersten, einfachen Regelkreise von weiter aussprossenden Nervenzellfortsätzen nun auch innerhalb des Gehirns miteinander verbunden und in ihren Aktivitäten aufeinander abgestimmt. Auf diese Weise entstehen zunächst innerhalb des Rückenmarks und später auch innerhalb des Gehirns die ersten für die Regulation und Koordination von primitiven Regelkreisen zuständigen, nun schon komplizierter aufgebauten, übergeordneten neuronalen Netzwerke. Auch diese komplexen Verbindungen und Verschaltungsmuster sind anfangs noch sehr labil und leicht störbar. Aber auch diese Beziehungen werden umso fester herausgeformt und gebahnt, je häufiger sie aktiviert werden. Anschließend werden auch diese lokalen und noch mehr oder weniger isoliert voneinander entstandenen Netzwerke durch die weiter auswachsenden Nervenzellfortsätze in den später herausgeformten »höheren« Hirnbereichen miteinander verbunden.

Die auf diese Weise herausgeformten übergeordneten Netzwerke sind dann ihrerseits wiederum in der Lage, die Aktivität der in den älteren Schichten bereits angelegten, einfacheren Netzwerke und Regelkreise zu koordinieren und aufeinander abzustimmen. All das geschieht, bevor die ersten Sinnesorgane ausreifen und ihre Signale über Veränderungen der äußeren Welt des sich entwickelnden Kindes zum Gehirn weitergeleitet werden. Deshalb sind die ersten komplexen Verschaltungsmuster, die im Gehirn entstehen, quasi »innere Bilder« der im Körper ablaufenden Prozesse und Reaktionen, die sich schrittweise vervollständigen. Das Gehirn ist somit über alles informiert, was in »seinem« Körper geschieht. Wie jede einzelne Zelle ist natürlich auch das Gehirn in der Lage, eintretende Veränderungen zu erkennen und bestimmte Reaktionen und Antworten im Körper auszulösen, die dazu beitragen, dass solche Veränderungen wieder ausgeglichen und bedrohliche Fehlentwicklungen vermieden werden.

Lernen mit Gefühl

Die Herausbildung komplexer Netzwerke zur Koordination und Lenkung körperlicher Funktionen erfolgt beim Menschen nach den gleichen Gesetzmäßigkeiten und Regeln wie bei allen anderen Wirbeltieren. Deshalb sind auch das Rückenmark und alle älteren Bereiche des menschlichen Gehirns recht ähnlich aufgebaut und werden prinzipiell in gleicher Weise nutzungsabhängig strukturiert wie bei all jenen Tieren, die wie wir aus der Wirbeltierreihe hervorgegangen sind. Die meisten dieser Tierarten haben sich im Verlauf ihrer stammesgeschichtlichen Entwicklung jedoch an einen speziellen Lebensraum angepasst und dabei bestimmte Fähigkeiten stärker entwickelt als andere. Die Veranlagung zur Herausbildung dieser speziellen Leistungen wurde im Lauf vieler Generationen ausgelesen und in Form bestimmter DNA-Sequenzen im Genom verankert. Während der Hirnentwicklung, wenn die für das spätere Verhalten entscheidenden Beziehungen zwischen den Nervenzellen geknüpft werden, wirken diese genetischen Anlagen wie »Weichenstellungen«, die die auswachsenden Nervenzellfortsätze in eine bestimmte Richtung lenken und so die Bildung von ganz bestimmten Verbindungen veranlassen. Durch die Wirkung dieser genetischen Programme werden die Nervenzellen also daran gehindert, möglichst viele und möglichst komplexe Verschaltungsmuster aufzubauen. Je stärker das der Fall ist, desto effektiver funktioniert dann später das so kanalisierte Beziehungsmuster und das durch dieses Verschaltungsmuster gesteuerte Verhalten.

Der Nachteil eines solchen, in seinem Aufbau stark durch genetische Anlagen gelenkten Gehirns ist, dass man damit später kaum noch etwas hinzulernen, geschweige denn sein bisheriges Verhalten verändern kann. Für die betreffenden Spezialisten im Tierreich wie Steinadler, Fledermäuse oder Antilopen machte sich dieser Nachteil jedoch kaum bemerkbar – jedenfalls so lange nicht, wie der Lebensraum so blieb, wie er gewesen war, als ihre Vorfahren die jeweiligen speziellen Anlagen über viele Generationen hinweg entwickelt hatten. Weil sich die Welt aber zwangsläufig (und nicht zuletzt durch unser eigenes Zutun) verändert, sind derartig starre Programme auf lange Sicht jedoch eher hinderlich. Viele hochspezialisierte Tierarten sind deshalb bereits ausgestorben. Übrig geblieben sind diejenigen, deren angestammte, ursprüngliche Lebensräume sich bis heute noch nicht allzu sehr verändert haben. Übrig geblieben sind aber auch all jene Tiere, die von Anfang an mit einer Lebenswelt konfrontiert waren, die sie ständig vor neue Herausforderungen stellte. Sie konnten mit starren, genetisch programmierten Verschaltungen in ihrem Kopf wenig anfangen. Für ihr Überleben und ihre Fortpflanzung war es umso vorteilhafter, je mehr neue Verhaltensweisen sie selbst im Lauf ihres eigenen Lebens noch erwerben, je flexibler sie ihr Verhalten auf neue

Herausforderungen und Anforderungen einstellen konnten. All diese »Nicht-Spezialisten« brauchten ein möglichst wenig durch genetische Anlagen vorprogrammiertes, d. h. möglichst offenes und lernfähiges Gehirn. Dazu mussten die ursprünglich starren genetischen Programme zunehmend geöffnet werden. Diejenigen, bei denen das gelang, hatten einen großen Vorteil: Sie konnten später, im Laufe ihres Lebens noch Neues hinzulernen. Die Verschaltungen der Nervenzellen in ihrem Gehirn war nicht von Anfang an festgelegt. Ihre genetischen Anlagen versetzten die sich entwickelnden Nervenzellen im Gehirn lediglich in die Lage, bestimmte Verbindungen herauszubilden, wenn diese auch wirklich gebraucht, d. h. genutzt wurden. Auf diese Weise wurde es möglich, eigene Erfahrungen in Form entsprechender, individueller Verschaltungsmuster im Gehirn zu verankern. Diese genetische Undeterminiertheit der Hirnentwicklung ist beim Menschen besonders stark ausgeprägt. Sie ermöglicht Flexibilität und Anpassung. Sie bedeutet aber auch, dass Umweltbedingungen in besonders massiver Weise Einfluss nehmen auf unsere Entwicklung. Durch Lernvorgänge passt sich der Organismus an diese Umweltbedingungen an.

Um sicherzustellen, dass diese Lernprozesse gelingen, dass wir also einerseits in kritischen Situationen innehalten und über neue Lösungen nachdenken und dass wir andererseits all jene Verhaltensweisen möglichst rasch und effektiv im Gehirn verankern, die sich für die Bewältigung unseres Lebens als hilfreich und nützlich erweisen, ist unser Gehirn (wie das all jener Tiere, die ebenfalls ein lernfähiges Gehirn besitzen) mit einem besonderen Mechanismus ausgestattet: Immer dann, wenn etwas, was wir tun, schief geht (und wir unser Verhalten also ändern müssten), aber auch dann, wenn uns etwas besonders gut gelingt (und wir so weitermachen sollten wie bisher), entsteht im Hirn ein Zustand, den wir »Gefühl« nennen. In gewisser Weise ist das in solchen Situationen erwachende Gefühl so etwas wie eine Mitteilung an uns selbst: Das ungute Gefühl sagt uns, dass wir mit dem, was wir machen oder wie wir denken, auf dem Holzweg sind. Wir nennen es Verunsicherung, wenn es stärker wird, auch Angst. Das gute Gefühl sagt uns, dass wir auf dem richtigen Weg sind. Dann empfinden wir »Freude«, »Begeisterung«. Und wenn es besonders intensiv wird, nennen wir dieses Gefühl sogar »Glück« und »Lust«. Diese emotionalen Reaktionen haben die Funktion, Situationen oder Zustände, in die wir geraten sind, einer Art »Bewertung« zu unterziehen: Fühlt sich die Erfahrung angenehm oder unangenehm an? Auch Kinder kennen diese Gefühle schon. Sie sind bei ihnen deutlich stärker ausgeprägt als bei Erwachsenen, können aber von ihnen zunächst weder kognitiv verstanden noch benannt werden. Sie entstehen immer dann, wenn etwas Neues passiert oder etwas anders ausgeht, als erwartet. Die für das Zustandekommen dieser Gefühle verantwortlichen Netzwerke des so genannten limbischen Systems sind zum Zeitpunkt der Geburt bereits relativ gut ausgereift. Daher ist davon auszugehen, dass Kinder solche »Gefühlszustände«, oder besser gesagt die entsprechenden Erregungsmuster, bereits mehr oder weniger intensiv erleben und mehr oder weniger gut damit umzugehen gelernt haben, bevor sie auf die Welt kommen.

Wie schon erwähnt, entsteht immer dann, wenn im Gehirn Signale ankommen und dort ein Erregungsmuster erzeugen, eine sich ausbreitende unspezifische Erregung im Hirn, eine zunehmende »Unruhe«. Wenn diese Erregung auf der für die Regulation körperlicher Funktionen zuständigen Netzwerke im so genannten limbischen System übergreift, geraten auch die von dort gesteuerten körperlichen Prozesse in Unordnung. Diese körperlichen Auswirkungen werden wiederum vom Gehirn registriert, und von dort aus wird nun eine Kettenreaktion in Gang gesetzt, die gewissermaßen als »Notfallreaktion« für die Wiederherstellung einer gewissen Ordnung im Gehirn und im Körper sorgt. Vergleichbar ist das Ganze mit einer Situation auf dem Pausenhof einer Schule, wo durch einen um sich greifenden Streit einiger Schüler ein heilloses Durcheinander entstanden ist und wo nun durch das Machtwort eines Lehrers oder durch das Läuten einer Glocke plötzlich wieder Ruhe einkehrt und eine gewisse (erzwungene) Ordnung hergestellt wird. In keinem der beiden Fälle, also weder auf dem Schulhof noch im Hirn, wird dadurch das eigentliche Problem – der Streit der Schüler oder die mit dem vorhandenen Wissen unvereinbare neue Wahrnehmung – gelöst. Es wird lediglich für Ruhe gesorgt und so die Voraussetzung dafür geschaffen, dass das ursprüngliche Problem neu betrachtet und so möglicherweise lösbar gemacht werden kann.

Im Gehirn bleibt das durch eine Wahrnehmung entstandene neue Erregungsmuster weiter bestehen, es breitet sich nun aber nicht mehr so sehr auf andere Bereiche aus. Es kann jetzt mit anderen, bereits früher entstandenen Verschaltungsmustern und den von dort erzeugten Erregungsmustern überlagert werden. Das Gehirn versucht dabei gewissermaßen, das neue Wahrnehmungsmuster mit bereits vorhandenen, als Erinnerungen abgespeicherten Mustern zur Deckung zu bringen. Wenn ein solches Erinnerungsbild aktiviert werden kann, in das sich das neue Wahrnehmungsbild irgendwie einpassen und einfügen lässt, löst sich die bisher herrschende Anspannung und innere Unruhe auf. Entspannung breitet sich wie eine Welle über das gesamte Hirn aus. Davon werden auch bestimmte Gruppen von Nervenzellen erfasst und aktiviert, die an den Enden ihrer Fortsätze nun bestimmte Botenstoffe freisetzen. Diese verstärken einerseits diese Welle an innerer Harmonisierung (endogene Opiate, Endorphine, Enkephaline), andererseits tragen sie aber auch dazu bei, dass die am Zustandekommen dieses neuen, erweiterten Erregungsmusters beteiligten Nervenzellverbindungen gebahnt und gefestigt werden (Katecholamine wie Dopamin und Noradrenalin, Endorphine, Vasopressin und andere Neuropeptide). Das ist mit einem angenehmen, befriedigenden Gefühl verbunden. Die Welt ist wieder in Ordnung.

Was ein ungeborenes Kind empfindet, wenn es in seinem Hirn zu einer solchen neuen Erfahrung und der damit einhergehenden Bereicherung seines bisherigen Wissensschatzes kommt, weiß niemand. Es lässt sich aber vermuten, dass es auch schon vor der Geburt für jedes ungeborene Kind eine Vielzahl von neuen Wahrnehmungen gibt. Das gilt vor allem von dem Zeitpunkt an, wenn die Sinnesorgane beginnen, Veränderungen der äußeren Welt als Signale an das Gehirn weiterzuleiten. Die dadurch erzeugten Erregungsmuster müssen bereits vor der Geburt in ähnlicher Weise wie nach der Geburt mit den bereits angelegten Mustern verknüpft und als neue Erfahrungen verankert werden.

Lernen durch menschliche Beziehung

Viele Wahrnehmungen, die die Welt des ungeborenen Kindes ausmachen, sind Reize, die sozusagen von »außen« kommen, weil sie aus dem mütterlichen Organismus oder aus der direkten Lebensumgebung der Mutter stammen. Sie können das Kind erreichen, weil es von Anfang an auf »Empfang« eingestellt ist. Es ist von Beginn an auf »Beziehung«, »Kontakt« und damit auf »Lernen« ausgerichtet.

Zum Beispiel ein sechs Monate alter Fötus: Da begegnet uns im Ultraschallbild ein kleines Kind, das zweifellos sehr menschlich aussieht und sich auch entsprechend verhält. Manchmal schwebt es friedlich im Fruchtwasser und lässt sich von den gleichmäßigen Geh-Bewegungen der Mutter in den Schlaf schaukeln. Manchmal schlägt es Purzelbäume und bewegt sich aufgeregt in der Gebärmutter hin und her. Wenn ihm etwas nicht gefällt, tritt es vehement gegen die Gebärmutterwand; wenn es sich bedroht fühlt, verzieht es sich in die hinterste Ecke. Es kann die Stirn runzeln, sich die Augen reiben und sich bei einem lauten Geräusch erschreckt zusammenziehen. Manchmal hat es Schluckauf, muss gähnen, es kratzt sich oder schluckt sichtbar Fruchtwasser. Schon jetzt saugt es genüsslich an seinem Daumen, seinen Füßen oder Zehen. Es spielt mit der Nabelschnur und berührt die Plazenta. Es übt Atembewegungen, wobei sich sein kleiner Brustkorb hebt und senkt. Und es reagiert auf die Gefühlszustände der Mutter: Wenn sie aufgeregt ist, ist es auch aufgeregt. Beruhigt sie sich, entspannt auch es sich. Wenn sie raucht, raucht es mit. Wenn sie Alkohol trinkt, nimmt auch das Kind Alkohol zu sich. Zwillinge reagieren ganz offenkundig auf die Anwesenheit ihres Geschwisters. Wenn man sie beobachtet, gewinnt man den Eindruck, dass sie eine ganz eigene Beziehung zueinander aufbauen: Manchmal scheinen sie miteinander zu spielen, suchen auf zärtliche Weise Körperkontakt zueinander, manchmal meiden sie einander oder halten sich den anderen mit einem kräftigen Tritt vom Leibe. Auffällig ist auch, dass das Verhalten der Zwillinge, auch wenn sie eineiig und daher mit demselben Genmaterial ausgestattet sind, alles andere als »gleich« ist; so sieht man aktive, »kontaktfreudige« Kinder zusammen mit einem Geschwister, das sich kaum bewegt, Abstand sucht und ganz offensichtlich »seine Ruhe haben will«. Mit Hilfe der dreidimensionalen Ultraschalltechnik, mit der man selbst die Bewegungen der Pupille wahrnehmen kann, ist sogar zu beobachten, dass das Kind ab der 26. Woche lächeln kann, eine Fähigkeit, die bis jetzt nur neugeborenen Babys im Alter von sechs Wochen zugesprochen wurde. Und man sieht Föten, die zwar nicht hörbar weinen, denn dazu bräuchten sie Luft – aber sie zeigen dieselbe Mimik wie ein weinendes Kind.

Diese Bilder belegen, dass unser sechs Monate alter Fötus in seinem kurzen Leben schon sehr viel gelernt hat. Er reagiert fortwährend auf seine Umgebung und nimmt auch aktiv Kontakt auf. Sein körperlicher und emotionaler Zustand wird ständig durch den mütterlichen Organismus beeinflusst. Die »erste Beziehung« zwischen Mutter und Kind ist die intensivste Beziehung, die wir jemals hatten, und die wir jemals haben werden – aufs Engste verbunden mit dem mütterlichen Organismus, total abhängig davon, dass dieser uns nährt und schützt und Umstände zur Verfügung stellt, die wir zum (Über-)Leben brauchen.

Die Beziehung zwischen Mutter und Kind während der

Schwangerschaft gestaltet und äußert sich in verschiedener Weise und ist ständigen Wandlungen unterworfen. Sie ist abhängig vom Entwicklungsstadium des Kindes und dem Fortgang der Schwangerschaft und natürlich von der Befindlichkeit der werdenden Mutter. Sie drückt sich vor allem in der Art und Weise aus, wie Mutter und Kind miteinander kommunizieren. Genau genommen beginnt diese Kommunikation schon bei der Interaktion zwischen Ei- und Samenzelle, der befruchteten Eizelle und dem Eileiter, der Blastozyste und der Gebärmutterwand etc. und zieht sich bereits durch die ersten Wochen der Embryonalentwicklung. Das Medium dieser frühen Interaktion ist die Kommunikation zwischen Zellen. Wie wir wissen, haben Zellen Rezeptoren, die wie Fühler die Umgebung abtasten. Sie verständigen sich untereinander durch chemische Botenstoffe, z. B. Hormone.

Wie wichtig Hormone sind, kommt schon in der Tatsache zum Ausdruck, dass die Schwangerschaft vor allem ein hormonelles Geschehen ist. Hormone sind verantwortlich für die meisten physiologischen Veränderungen bei der Mutter, die dringend notwendig sind, um die Schwangerschaft aufrechtzuerhalten und die steigenden Bedürfnisse des Kindes an Nahrungs- und Sauerstoffzufuhr zu erfüllen. Dabei stellt sich nicht nur die Hormonproduktion der Mutter radikal um. Auch das ungeborene Kind trägt zu dem entsprechenden Hormoncocktail bei. In der frühen Schwangerschaft ist die Hormonproduktion, die vom Kind bzw. dem kindlichen Teil der Plazenta ausgeht und den mütterlichen Organismus von der Existenz und den »Bedürfnissen« des Kindes in Kenntnis setzt, wahrscheinlich das wichtigste Kommunikationsmedium des Kindes. Hormone werden in den Blutkreislauf ausgeschüttet und gelangen so in alle Ecken und Enden des Organismus. Über die Nabelschnur ist das Kind an dieses Distributionssystem angeschlossen.

Die Nabelschnur stellt die Brücke zwischen dem Blutkreislauf der Mutter und dem des Kindes dar und ermöglicht damit eine direkte Verbindung zwischen den beiden Organismen. Durch Hormone und andere Botenstoffe gelangen

Informationen über die Befindlichkeit des mütterlichen Organismus in den Fötus. Diese Verbindung geht also weit über Ernährung und Sauerstoffzufuhr hinaus. Über die Nabelschnur ist der Fötus auch an das emotionale Erleben der Mutter angeschlossen. Gefühlszustände spielen sich ja nicht im luftleeren Raum ab; sie haben auch eine physiologische Basis: Sie zeigen sich z. B. in hormonellen Veränderungen im Blut, in der Qualität der Sauerstoffzufuhr und in den Veränderungen der Herzfrequenz. Wenn sich die Mutter z. B. ängstlich fühlt, werden vermehrt Stresshormone, wie Adrenalin und Kortisol ausgeschüttet. Ihr Herz beginnt schneller zu schlagen, und möglicherweise wird die Sauerstoffzufuhr beeinträchtigt, weil Adrenalin die Blutgefäße der inneren Organe verengt. Alle Stresshormone überschreiten ohne Probleme die Plazentaschranke und stimulieren im Fötus die physiologische Reaktion auf genau dieses Gefühl von Angst und Furcht. Ob das Kind daraufhin Angst »erlebt«, wissen wir nicht. Wenn man seine Reaktion im Ultraschall beobachtet, dann bekommt man allerdings den Eindruck, dass sein kleiner Körper in gewisser logischer Weise auf diesen »Angstreiz« reagiert. So wird von Föten berichtet, die unter solchen Bedingungen erstarren, andere strampeln wild um sich. Das ungeborene Kind ist eben »immer dabei« – es ist Teil des emotionalen Lebens der Mutter. Das gilt natürlich nicht nur für die Angst, sondern für die ganze Palette von Gefühlen der Mutter. Natürlich auch für so schöne Empfindungen wie Freude und Liebe. So sammelt das Kind bereits vor seiner Geburt Erfahrungen mit verschiedensten Gefühlszuständen. Genauso wie es Saugen, Atmen und die Beweglichkeit seiner Gelenke übt,»übt« es sich auch in das menschliche Gefühlsleben ein. Angst mahnt uns zur Vorsicht und schützt uns vor gefährlichen Situationen. Wut hilft uns, unsere Lebensumstände aktiv in für uns positiver Weise zu gestalten. Eine Mutter, die sich erlaubt, die ganze Palette menschlicher Gefühle in sich zu fühlen, und sie in erwachsener Weise für sich nutzt,»fördert« sozusagen auf ganz grundlegender Ebene die emotionale Entwicklung ihres ungeborenen Kindes.

Neben der Nabelschnurverbindung, durch die der mütterliche Organismus mit dem kindlichen kommunizieren kann, gibt es auch noch andere Kanäle, durch die die beiden verbunden sind und sich ihre Befindlichkeit mitteilen können. Neben der physiologischen Kommunikation durch die Nabelschnur geschieht das auch direkt: Die Mittler sind dabei die Sinnesorgane des Kindes. Über verschiedene Sinnesmodalitäten nimmt das Kind wahr, was die Mutter tut und wie sie sich fühlt. Ihre Befindlichkeit äußert sich z. B. in der Weise, wie sie sich bewegt: Ist sie niedergeschlagen, bewegt sie sich wahrscheinlich relativ wenig; steht sie unter Stress, bewegt sie sich eher fahrig, schnell und aufgeregt; ist sie ärgerlich, werden ihre Bewegungen vermutlich grob und ausladend; ist sie zufrieden, bleiben sie eher leicht und koordiniert. Das Kind wird mitbewegt und kann Bekanntschaft mit verschiedensten Gefühlszuständen machen und lernen, damit umzugehen. Die Beziehung zur Mutter wird auch durch die mütterliche Stimme vermittelt, die aus ihrer Welt in die des ungeborenen Kindes vordringt. Eine menschliche Stimme ist ohne die emotionale Färbung, die in ihr zum Ausdruck kommt, nicht denkbar. In ihr spiegelt sich in jeder Äußerung die emotionale Befindlichkeit der Mutter wider. Ultraschallbeobachtungen vermitteln den Eindruck, dass das Kind im Mutterleib bereits unterschiedlich auf freundliche oder aggressive Stimmen reagiert.

Die Kommunikation und Beziehung zwischen Mutter und Kind während der Schwangerschaft erfolgt auf der körperlichen Ebene durch physiologische Austauschprozesse, die sich dem Bewusstsein weitgehend entziehen. Auch unbewusste Bilder, Erinnerungen und Gefühlszustände der Mutter bestimmen die Beziehung zum Kind in ihrem Bauch. Viele Mütter erleben den Kontakt zu ihrem Kind als etwas »Intuitives«: Sie spüren die Befindlichkeit des Kindes, ahnen, ob sie einen Jungen oder ein Mädchen in sich tragen, fühlen, wie das Kind unmittelbar auf bestimmte Gefühlszustände oder auch Worte reagiert. In gewisser Weise dient der Körper dabei in seiner Ganzheit als ein Wahrnehmungs-, Ausdrucks-

und vor allem als ein Interaktionsorgan. In der pränatalen Beziehung zwischen Mutter und Kind, die sich durch Nähe und emotionale Verbindung auszeichnet, wird das besonders deutlich.

Aber auch auf der bewussten Ebene beeinflusst die Mutter die Beziehung zu ihrem Kind. Die meisten Frauen sind sich ziemlich früh darüber im Klaren, dass sie schwanger sind. Das bewusste Verhalten gegenüber dem ungeborenen Kind hängt davon ab, wie die Frau die Situation bewertet: Eine Mutter, die gern schwanger ist, wird wahrscheinlich die ersten Bewegungen ihres Kindes mit intensiven Glücksgefühlen erleben. Eine Mutter, die die Schwangerschaft als eine persönliche Katastrophe ansieht, wird vielleicht von Angst- und Hassgefühlen überwältigt, wenn das Kind auf einmal spürbar anwesend ist. In jeder bewussten Kontaktaufnahme mit dem Kind in ihrem Bauch kommt immer auch die Befindlichkeit und das Gefühl der Mutter ihm gegenüber zum Ausdruck: in der Art und Weise, wie sie sich und ihre Bewegungen und Aktivitäten auf die Anwesenheit des Kindes einstellt, ob und wie sie zu ihm oder über es spricht, sich Zeit und Muße für sich und die Veränderungen gönnt, die sich in ihr und um sie herum vollziehen; ob sie Raum lässt für die Signale ihres Körpers; und natürlich ob und wie sie mit dem Kind aktiv in Kontakt tritt – direkt durch die Berührung der Bauchdecke oder gefühlsmäßig, indem sie ihre Aufmerksamkeit innerlich auf seine Anwesenheit und seine Befindlichkeit ausrichtet.

Die vielfältigen Reize, die aus der Beziehung zwischen der Mutter und dem ungeborenen Kind entstehen, bieten einen ständigen Strom von Lernerfahrungen, mit denen sich das Kind auseinander setzt, indem es die im Gehirn erzeugten Erregungsmuster mit bereits angelegten Mustern zu verknüpfen und als neue Erfahrungen zu verankern versucht.

Allerdings ist davon auszugehen, dass genau das manchen Kindern bereits vor der Geburt schlechter und manchen besser gelingt. Es scheint dennoch Wahrnehmungen zu geben, die so früh gemacht werden oder die so fremd und übermächtig sind, dass es im Gehirn des ungeborenen Kindes nicht gelingt, sie in irgendeiner Weise an das bereits vorhandene Wissen anzuknüpfen und in die bereits entwickelten Verschaltungsmuster zu integrieren. Das gilt vor allem für heftige Angst- und Stressreaktionen der Mutter, die das ungeborene Kind als plötzliche oder chronische Veränderungen des mütterlichen Herzschlages und der plazentaren Blutversorgung erlebt und die mit einer verstärkten Anflutung der vom mütterlichen Organismus freigesetzten Stresshormone einhergehen. Aber auch Mangelernährung und die Einnahme von Substanzen wie Alkohol, Nikotin, Koffein oder von Medikamenten, die ja alle zu einer veränderten Bereitstellung und Ausschüttung bestimmter Boten- und Signalstoffe im Gehirn des Embryos führen, sind für das ungeborene Kind »Störungen«, die es selbst weder abstellen noch vermeiden kann. All diese Noxen erzeugen in seinem noch in der Entwicklung befindlichen Gehirn ebenfalls eine sich ausbreitende Erregung, die die dort normalerweise ablaufenden Prozesse stört und die – wenn die dadurch entstehende innere Unruhe hinreichend groß ist – schließlich auch zur Aktivierung entsprechender Notfallreaktionen führt.

Immer dann, wenn sich eine eingetretene Störung nicht abstellen lässt, passt sich die weitere Ausreifung und Strukturierung des Gehirns an die fortdauernde oder immer wieder auftretende Störung an. Die Störung wird so gewissermaßen zum Normalfall. Das Gehirn des ungeborene Kindes »lernt« im Lauf seiner weiteren Entwicklung, sich auf dieses veränderte Erregungsniveau einzustellen, so knüpft es z. B. im Fall einer fortdauernden Übererregung entsprechend mehr hemmende und weniger erregende synaptische Verbindungen, erhöht die Schwellen für die Aktivierung erregender Regelkreise und aktiviert entsprechend hemmende Regelkreise. Je besser sich das Gehirn des ungeborenen Kindes auf diese Weise an die betreffende Störung anpasst, desto stärker bleibt es allerdings fortan von dem durch diese Störung ausgelösten Erregungszustand abhängig. Sinkt das Erregungsniveau später aus irgendeinem Grund wieder ab und wird also wieder »normaler« (z. B. weil die Schwangere nun weniger Stress hat, weil sie die Einnahme von psychoaktiven Substanzen einstellt oder weil das Kind nach der Geburt diesen Einflüssen weniger ausgesetzt ist), so wird der Wegfall dessen, was bisher da war und an das sich das Gehirn inzwischen angepasst hat, nun seinerseits zu einer Störung. Das betreffende Kind versucht dann, das bisher vorherrschende, ihm »vertraute« hohe Erregungsniveau wiederherzustellen. So »erzeugt« es nun selbst durch seine eigenen Aktivitäten genau das Ausmaß an innerer Unruhe, das es als »Normalfall« bisher kennen gelernt hat. Es wird so möglicherweise zu einem »unruhigen Kind«, und es ist bisweilen sehr schwer, diesen »Drang« zur Erzeugung innerer Unruhe, der durch solche Anpassungen der Hirnentwicklung an vorgeburtliche Einflüsse entstanden ist, später wieder aufzulösen.

Ein ähnlicher Mechanismus wurde bei Neugeborenen beobachtet, die von Frauen geboren wurden, die im letzten Drittel der Schwangerschaft depressiv waren. Sie zeigen genau wie ihre Mütter die für Depression typischen physiologischen Veränderungen (erhöhtes Kortisol- und Norepinephrin- und niedriges Dopamin-Niveau). Der Organismus der Babys wird auf diese Weise also schon zu Beginn des Lebens auf bestimmte physiologische Muster festgelegt. Auch wenn diese Muster durch heilsame Erfahrungen im späteren Leben veränderbar sind, so stellen diese frühen Lernerfahrungen dennoch Risikofaktoren dar: Der Körper des Babys ist schon jetzt mit »Depression« vertraut. Sie droht Teil seiner körperlichen und emotionalen Welt zu werden und Einfluss darauf zu nehmen, wie das Kind später sowohl auf positive wie auch auf negative Umweltreize reagiert.

Wie weit das Spektrum vorgeburtlicher Anpassungen nicht nur an den seelischen, sondern auch an den körperlichen, also physiologischen Zustand der werdenden Mutter reicht, lässt sich auch an anderen Beispielen deutlich machen. Blutdruckschwankungen, Veränderungen des Blutzuckerspiegels oder der Sauerstoffsättigung, ansteigende oder abfallende Hormonspiegel, all das kommt allein über die Kreislaufversorgung auch schon lange vor der Geburt im Hirn an und erzeugt dort in bestimmten, für derartige Störungen besonders empfindlichen Nervenzellverbänden ein charakteristisches Aktivierungsmuster. Bei Müttern, die während der Schwangerschaft einen latenten Diabetes entwickeln, kann es zu ständigen Schwankungen des Blutzuckerspiegels auch im fetalen Blut kommen. Das hat zur Folge, dass vom ungeborenen Kind vermehrt Insulin gebildet wird und sich die für die Regulation des Blutzuckerspiegels verantwortlichen Nervenzellgruppen im Hypothalamus nicht auf einen bestimmten »Sollwert« einstellen können. Kinder, die von solchen Müttern geboren werden, kommen dann mit einer Anlage für die Herausbildung eines Typ 2-Diabetes zur Welt, ihre Nahrungsaufnahme wird nur unzureichend durch diese hypothalamischen Zentren reguliert. Sie werden deshalb allzu leicht übergewichtig.

Ein weiteres Beispiel so genannter »pränataler Programmierungen« ist durch bestimmte Formen von Mangelernährung während der Schwangerschaft auslösbar. Eine qualitativ und quantitativ unzureichende Nahrungszufuhr kann unter Umständen lebenslange Folgen für die Gesundheit des betroffenen Kindes haben. Mangelernährung kann nämlich, je nachdem, in welchem Trimester der Schwangerschaft das Kind ihr ausgesetzt war, mit der Entstehung chronischer Krankheiten im Erwachsenenalter einhergehen wie z. B. Herz- und Kreislauferkrankungen, Bluthochdruck, Diabetes und Übergewicht. Tierversuche zeigen, dass der Fötus sich widrigen Umweltbedingungen anpasst, indem er seine Energie vor allem der Hirnentwicklung zukommen lässt und weniger dem Aufbau anderer Körperfunktionen. Vielleicht liegt hier der Schlüssel zum Verständnis der viel später auftretenden Krankheiten: Wichtige Organe und Regulationssysteme werden unter diesen Umständen offenbar weniger gut aufeinander abgestimmt.

Im Einzelfall sind die langfristigen Auswirkungen solcher bereits vor der Geburt stattfindenden Anpassungsprozesse nur sehr schwer abschätzbar. Wie sich das Gehirn auf eine immer wieder auftretende oder gar andauernde Störung seines inneren (emotionalen) Erregungszustandes (also des Erregungszustandes des limbischen Systems) einstellt und auf welche Weise es dabei seine innere Organisation verändert, hängt von vielen Faktoren ab: Je nachdem, wann die Störung eintritt und in welchem Entwicklungszustand sich das fötale Gehirn befindet, kann es zu sehr unterschiedlichen Anpassungsprozessen kommen. Auch die Art, die Intensität, die Dauer und die Häufigkeit des Auftretens einer Störung haben Einfluss auf die im Hirn des Fötus stattfindenden nutzungsabhängigen Strukturierungsprozesse und die damit einhergehenden Anpassungen. In Tierversuchen lässt sich zeigen, dass psychische oder physische Belastungen der Mütter während der Schwangerschaft, je nachdem, wann und wie oft diese Belastungen auftreten und wie intensiv sie sind, sehr unterschiedliche Auswirkungen auf die spätere Fähigkeit der Jungen haben, im späteren Leben selbst mit Belastungen umzugehen. In manchen Fällen reagieren die Jungen zeitlebens empfindlicher, ängstlicher und vorsichtiger auf Neues, in anderen Fällen zeigen sie ein eher gleichgültiges, unempfindliches und robusteres Verhalten. Auch sehr unkontrollierte, impulsive Verhaltensweisen und eine geringe Frustrationstoleranz werden nach bestimmten Vorbelastungen während der Schwangerschaft häufig beobachtet. Die spätere Stressempfindlichkeit kann durch solche vorgeburtlichen Einflüsse entweder erhöht oder vermindert sein, das Gleiche gilt für das Neugierverhalten und die Lernfähigkeit.

Es gibt eine ganze Reihe von Forschungsergebnissen, die sich mit den Auswirkungen von mütterlichem Stress beim Menschen auseinander setzen. Stressfaktoren können Lebensumstände der schwangeren Frau sein, die so belastend sind, dass sie für die meisten Menschen an der Grenze des Erträglichen liegen wie z. B. Todesfälle in der Familie, große finanzielle Probleme, Verlust des Partners, Naturkatastrophen oder Gewalt. Manche Frauen sind aufgrund ihrer besonders ängstlichen oder labilen Persönlichkeit besonders anfällig für bestimmte Stressfaktoren. Das kann sich auf alle möglichen Lebensereignisse und Alltagsprobleme beziehen und auch Belastungen betreffen, die direkt mit der Schwangerschaft zu tun haben: Angst vor der Geburt, Angst, ein behindertes Kind zur Welt zu bringen, Angst vor Veränderungen in der Partnerschaft, Angst davor, die neue Rolle als Eltern nicht bewältigen zu können etc. Aber auch ganz alltägliche Situationen wie der morgendliche Stau während der Fahrt zur Arbeit, der beständige Geräuschpegel von Verkehrslärm in einer Stadtwohnung oder einfach das Durcheinander einer Familie mit kleinen Kindern kann einer schwangeren Frau »zu viel« werden. Auch diese alltäglichen Belastungen können zu einem Stressfaktor werden.

Die Konfrontation des Kindes mit dem chronischen bzw. zeitweise sehr heftigen Stress der Mutter hat konkrete Folgen. Schon im Mutterleib reagiert der Fötus direkt darauf. Sein Herzfrequenz ändert sich genauso wie seine Bewegungsmuster und das Auf und Ab der Ruhe- und Aktivitätsphasen. Darüber hinaus wird mütterlicher Stress mit dem gehäuften Auftreten von Geburtskomplikationen, Frühgeburten und einem niedrigen Geburtsgewicht in Zusammenhang gebracht. Die emotionalen und körperlichen Folgen einer Frühgeburt können dramatisch sein und auch ein geringes Geburtsgewicht kann weitreichende Auswirkungen haben: Es stellt einen Risikofaktor bei der Geburt dar und korreliert mit dem Auftreten von Krankheiten bei Babys, Kleinkindern und sogar viele Jahre später bei Erwachsenen. Extremer Stress in der Schwangerschaft, wie z. B. der Tod eines der älteren Kinder oder eines nahen Angehörigen, konnte sogar mit bestimmten körperlichen Missbildungen in Verbindung gebracht werden. Stress kann also auch ein Störfaktor für die Ausbildung körperlicher Strukturen während der Organogenese sein. Mütterlicher pränataler Stress kann ferner zu psychischen Problemen beim Kind führen: zu einer Beeinträchtigung der kognitiven und emotionalen Entwicklung, zu Verhaltensauffälligkeiten, zu übermäßiger Erregbarkeit und zu so genannten Selbstregulationsstörungen.

Bei Babys, die übermäßig viel schreien und Schwierigkeiten haben, zur Ruhe zu kommen und sich sicher zu fühlen, ist diese Selbstregulationsfähigkeit durch vorgeburtliche Belastungen oft nur unzureichend entwickelt.

Aus all diesen unterschiedlichen Beobachtungen und Befunden lässt sich eine allgemeine Schlussfolgerung ableiten: Die im Gehirn des ungeborenen Kindes ablaufenden Reifungs- und Strukturierungsprozesse sind durch psychische und physische Belastungen der Mutter während der Schwangerschaft beeinflussbar. Die sich im Gehirn des ungeborenen Kindes herausbildenden Nervenzellverschaltungen, Netzwerke und komplexen Verschaltungsmuster passen sich an die durch Störungen während der Schwangerschaft regelmäßig auftretenden Veränderungen der im Hirn aufgebauten Erregungsmuster und allgemeinen Erregungszustände an. Als Folge dieser Anpassungen kommt es zu Veränderungen der Schwellen, die bestimmend dafür sind, wie stark sich eine später durch neue Wahrnehmungen entstehende Erregung innerhalb des Gehirns ausbreiten kann, d. h. wie leicht oder wie schwer die emotionalen Zentren des limbischen Systems im späteren Leben durch neue Erfahrungen aktivierbar sind. Kommt es durch vorgeburtliche Einflüsse zu Anpassungen der inneren Organisation des sich entwickelnden Gehirns, die der Ausbreitung von solchen Erregungen entgegenwirken, wird die Fähigkeit zu emotionalen Reaktionen verringert. Die betreffenden Kinder sind dann weniger stark durch Neues beeindruckbar, weniger leicht »aus der Ruhe« zu bringen, weniger aufgeregt und weniger stressanfällig – aber mitunter auch weniger neugierig, weniger sensibel und weniger aufgeschlossen für neue Erfahrungen. Kommt es andererseits durch vorgeburtliche Einflüsse zu Anpassungen, die zu einer besonders leichten Erregbarkeit der emotionalen Zentren führen, so werden damit die Weichen für eine in die entgegengesetzte Richtung führende weitere Entwicklung gestellt. Solche Kinder zeichnen sich dann auch durch eine hohe Sensibilität aus, sie reagieren sehr emotional auf alles Neue und lassen sich sehr leicht beeindrucken – aber solche Kinder sind später manchmal auch weniger neugierig und weniger aufgeschlossen für neue Erfahrungen, weil sie zu leicht in einen Zustand geraten, der ihnen »Angst macht«.

In dem einen wie im anderen Fall sind Kinder, die solchen vorgeburtlichen Einflüssen besonders stark ausgesetzt waren, wenn sie auf die Welt kommen, »anders« als sie geworden wären, wenn es diese Einflüsse nicht gegeben hätte. Sie sind nicht »schlechter« oder »besser«, sondern lediglich mit einer besonderen Begabung ausgestattet. Sie lassen sich emotional entweder leichter oder schwerer erregen. Beides kann ihnen im späteren Leben sowohl zum Vorteil als auch zum Nachteil gereichen. Vor allem dann, wenn diese Erregungsmuster zu stark verschoben sind, ist es möglich, dass die betreffenden Kinder mit ihrer besonderen Veranlagung bei ihren Eltern und Erziehern, aber auch im Kontakt mit anderen Kindern auf Unverständnis oder gar Ablehnung stoßen. Dann freilich können sie in einen Teufelskreis aus Ablehnung, Zurückweisung, Misserfolgserfahrungen und Frustration geraten, der, je länger er anhält, desto bestimmender für die weitere Lebensbewältigung und damit auch für die weitere Strukturierung ihres Gehirns werden kann.

Wie weit diese vorgeburtlichen Anpassungsprozesse reichen und wie sehr sie unsere bisherigen Vorstellungen von der genetischen Programmiertheit so genannter angeborener Verhaltensmerkmale erschüttert haben, machen die Ergebnisse von Tierversuchen deutlich. Bei Versuchstieren, also Ratten oder Mäusen, lässt sich die Wechselwirkung zwischen genetischen Anlagen und den sowohl pränatal als auch postnatal herrschenden Rahmenbedingungen besonders gut mit einer Technik untersuchen, die als Cross-Fostering (Vertauschen der Nachkommen verschiedener Mütter) bezeichnet wird. Werden unmittelbar nach der Geburt die Jungen von Rattenmüttern vertauscht, die sich bei der Aufzucht vorangegangener Würfe als entweder besonders kompetent und umsichtig oder aber als eher inkompetent und nachlässig erwiesen hatten, so lässt sich zeigen, dass eine solch komplexe Fähigkeit wie mütterliche Sorgfalt bei der Aufzucht der Jungen nicht von genetischen Anlagen gesteuert ist, sondern durch eigene frühe Erfahrungen erworben wird. Um zu untersuchen, welche Bedeutung die vorgeburtlichen Entwicklungsbedingungen für die Herausformung von bestimmten Verhaltensmerkmalen haben, vertauschten die Forscher nicht erst die Neugeborenen, sondern bereits die unmittelbar nach der Befruchtung entstandenen Embryonen. Ausgewählt wurden für diese Untersuchungen Mäusemütter, die aus zwei verschiedenen Inzuchtstämmen mit unterschiedlichen Verhaltensmerkmalen stammten. Die Tiere des einen Stammes verhalten sich angeborenermaßen in einer neuen Umgebung vorsichtiger und brauchen mehr Zeit, um sich dort zurechtzufinden. Die Tiere des anderen Stammes zeichnen sich dadurch aus, dass sie sich räumlich besser orientieren können und eine gut ausgeprägte Impulskontrolle aufweisen. Wurden nun die Embryonen unmittelbar nach der Befruchtung vertauscht, also durch Embryotransfer den weiblichen Tieren des jeweils anderen Stammes eingepflanzt, so verhielten sich die Nachkommen später, wenn sie geboren und erwachsen geworden waren, genauso wie die Mäuse des Stammes, deren Mutter sie ausgetragen und aufgezogen hatten, und nicht so, wie die Tiere des Stammes, von denen sie eigentlich abstammten. Das scheinbar genetisch bedingte und programmierte Verhalten eines Mäusestammes, in einer neuen Umgebung ängstlich zu sein, Orientierungsschwierigkeiten zu haben und schlechter zu lernen, ist also offenbar durch frühe intrauterine Erfahrungen und Entwicklungsbedingungen mitbestimmt.

Was angeboren ist, muss also nicht automatisch auch genetisch programmiert sein. Angesichts dieser Befunde erscheinen auch die aus der Zwillingsforschung gewonnenen Erkenntnisse über die genetische Determiniertheit bestimmter Verhaltens- und Persönlichkeitsmerkmale sehr fragwürdig.

In der Vergangenheit sind solche Zwillingsstudien immer

wieder benutzt worden, um nachzuweisen, welche Persönlichkeitsmerkmale und Temperamenteigenschaften eines Kindes oder gar von Erwachsenen durch die jeweiligen genetischen Anlagen festgelegt werden. Die dabei beobachteten Unterschiede zwischen eineiigen und zweieiigen Geschwistern sowie zwischen gemeinsam oder getrennt aufgewachsenen eineiigen Zwillingen wurden benutzt, um zu berechnen, wie stark bestimmte Verhaltensweisen, Persönlichkeitsmerkmale oder gar Intelligenzquotienten von Menschen »genetisch« bedingt sind. In all diesen Untersuchungen sind die Zwillingsforscher bisher stillschweigend von der Annahme ausgegangen, dass all das, was ein Neugeborenes an psychischen Merkmalen, an Fähigkeiten und Fertigkeiten bei seiner Geburt mit auf die Welt bringt, durch entsprechende genetische Programme gesteuert sei. Erst angesichts der hier dargestellten neueren Befunde wird nun allmählich deutlich, dass vieles davon ebenso gut intrauterin erworben sein könnte. Eineiige Zwillinge müssen einander schon allein deshalb ähnlich sein, weil sie sich bis zu ihrer Geburt unter ähnlichen intrauterinen Bedingungen entwickelt und dabei auch ähnliche Erfahrungen gemacht haben.

Es ist daher auch wenig verwunderlich, dass eineiige Zwillinge, wenn sie später getrennt werden und in verschiedenen Familien aufwachsen, sich auch weiterhin in vieler Hinsicht so weiterentwickeln, wie sie bereits während der wichtigsten ersten neun Monate im Mutterleib geprägt worden sind. Mit Hilfe dieser oft eingesetzten Zwillingsstudien lässt sich also nicht differenzieren, ob ein bestimmtes Merkmal genetisch »weitergegeben« oder durch weitgehend gleichartige intrauterine Entwicklungsbedingungen erworben wurde. Wie stark sich bereits geringfügige Unterschiede der intrauterinen Versorgung auf die weitere Entwicklung, auch auf die Hirnentwicklung auswirken können, machen Untersuchungen an Ratten deutlich: Rattenmütter haben einen V-förmigen Uterus mit zwei Uterushörnern, in denen die Embryonen perlschnurartig hintereinander aufgereiht liegen. In der Mitte eines jeden Hornes gibt es jedoch eine

Region, in der die Versorgung der Embryonen am schlechtesten ist. Wer dort liegt, kommt unabhängig von seinen genetischen Anlagen, als kleinere Ratte zur Welt, jedenfalls im Vergleich zu den anderen Geschwistern, die an besseren Positionen angesiedelt waren und eine bessere Versorgungslage hatten. Man kann nun aus dem Wurf einer Mutter die jeweils schwersten und die leichtesten gleichgeschlechtlichen Geschwister markieren und sie so lange aufziehen, bis sie erwachsen sind, um anschließend die Frage zu stellen: Hat das Geburtsgewicht gleichgeschlechtlicher Geschwister einen Einfluss auf deren weitere Entwicklung? Und tatsächlich lässt sich nachweisen, dass diejenigen Ratten, die mit einem geringeren Geburtsgewicht zur Welt kommen, später, wenn sie erwachsen geworden sind, ein etwas anderes Gehirn haben als ihre etwas schwerer zur Welt gekommenen gleichgeschlechtlichen Geschwister.

Diese Beobachtung erinnert an die Untersuchungen von René Spitz an dem Zwillingspaar Cathy and Rosy. Der einzige Unterschied zum Zeitpunkt der Geburt zwischen diesen beiden eineiigen Mädchen bestand darin, dass Cathy etwas schwerer war und als Erste geboren wurde. René Spitz hat die Mädchen 18 Jahre lang beobachtet und auf eindringliche Weise belegen können, wie diese unterschiedlichen Anfangsbedingungen spätere Reifungsprozesse beeinflussen. Das etwas kräftiger entwickelte Mädchen lernte zunächst schneller laufen und entwickelte eine besonders gute Motorik. Es war sehr aktiv und erkundete die Welt bis zum Alter von ein bis zwei Jahren außerordentlich intensiv. Das andere Mädchen konnte mit dieser Entwicklung nicht Schritt halten. Es konzentrierte sich stärker darauf, seine Beziehungen zu anderen zu gestalten. Dabei erwarb es eine besonders gute Fähigkeit im Kommunizieren, lernte früh sprechen und erwies sich bei der Herstellung von Kontakten mit anderen als außerordentlich kompetent. Es wirkte sehr charmant und anziehend. Mit etwa fünf Jahren war also aus dem einen Zwillingsmädchen eine motorische Künstlerin geworden, aus dem anderen sozusagen eine »Sozialkünstlerin«. Diese unterschiedlichen Fähigkeiten blieben auch während der weiteren Entwicklung erhalten und bestimmten schließlich sogar die Wahl der späteren beruflichen Laufbahn.

9
Über sich hinauswachsen von Anfang an

Auch wenn wir es uns und unseren Kindern noch so sehr wünschen: Ein Leben ohne Probleme gibt es nicht. Diesen paradiesischen Zustand erreicht man erst dann, wenn man geistig, seelisch und schließlich auch körperlich gestorben ist. Leben ist eben kein Zustand, sondern ein Prozess, oder genauer, ein Erkenntnis gewinnender, Erfahrungen in Strukturen verwandelnder Prozess. Jede neue Erkenntnis, zu der man gelangt, weil man z. B. ein bisher rätselhaftes, unerklärliches, fremdartiges oder gar bedrohliches Problem verstanden hat, und jede neue Erfahrung, die man im Lauf seines Lebens macht und die man später nutzt, um solche und ähnliche Probleme auch weiterhin zu meistern, führt dazu, dass man sich selbst verändert, dass man anders zu denken, zu fühlen und zu handeln beginnt, und damit ein anderer Mensch wird, als der, der man bisher war.

Zu Beginn des Lebens, also während der Kindheit und insbesondere in der Zeit vor der Geburt, machen wir eine Vielzahl solcher Erfahrungen und sammeln solche Erkenntnisse, die das bisher vorhandene Wissen ständig vermehren und zu den bereits entwickelten Fähigkeiten immer neue hinzufügen. Auf diese Weise kommt es zu einer fortwährenden Erweiterung des Horizonts, und das wiederum stärkt die eigene Identität, die Entdeckerfreude, die Gestaltungskraft und den Wissensdurst. So wächst jedes Kind mit jeder Fähigkeit, die es hinzulernt, und mit jeder neuen Erfahrung, die ihm hilft, etwas mehr von der Welt, in die es hineinwächst, zu erkennen und zu begreifen, auch jedes Mal ein Stück über sich selbst hinaus. Leider kommen allzu häufig auch negative Erfahrungen hinzu, solche, die den Horizont wieder verengen, die den Mut und die Lust am Entdecken der Welt und der eigenen Möglichkeiten Stück für Stück rauben. Sie führen dazu, dass sich ein Kind nun nicht mehr weiter öffnet, sondern sich zunehmend abgrenzt und zurückzieht. Ein solches Kind wächst dann nicht mehr über sich hinaus, sondern nur noch in sich (d. h. in den bis dahin erschlossenen Teil von sich und der Welt) hinein. Damit ist das Leben zwar noch nicht zu Ende, denn noch immer sind auch in dieser engen eigenen Welt genug Probleme zu bewältigen. Aber ein solcher Mensch hat nun genau das verloren, was anfangs noch vorhanden war und was ihm damals, ganz am Anfang seines Lebens den Mut verliehen hat, sich in die Welt hinauszuwagen: seine Offenheit und damit auch die Vielfalt der Möglichkeiten, die ihm diese Offenheit ursprünglich einmal geboten hat. Er hat sich emotional eingeschnürt in ein Korsett aus negativen Erwartungen, betrachtet die Welt fortan durch eine Brille, die den Blick verengt, eine Brille aus vorgefassten Erwartungen, Überzeugungen und Vorurteilen. Viele Menschen glauben daran und bestärken sich gegenseitig in der Überzeugung, dass das so sein muss. Sie sind sogar der Ansicht, dass jemand, der diesen von Enttäuschungen, Frustrationen und Verlusten gepflasterten Weg hinter sich hat, endlich »in der Realität« angekommen sei. All jene, denen diese leidvollen Erfahrungen erspart geblieben sind oder die in der Lage waren, ihr Leben und die Probleme irgendwie zu meistern, ohne dabei ihre Offenheit zu verlieren, sind in den Augen dieser »Realisten« unverbesserliche Optimisten, Träumer oder eben ganz einfach »Kinder« geblieben.

An dieser Stelle lohnt es sich, einen Augenblick innezuhalten und sich das, was sich auf diese Weise im »realen Leben« immer wieder abspielt, nämlich der Verlust der Fähigkeit, über sich hinauszuwachsen, etwas genauer anzuschauen. Kein Mensch kommt mit einem Rucksack voller enttäuschter Erwartungen, verletzter Gefühle oder frustrierender Erfahrungen zur Welt. Was diesen Rucksack mehr oder weniger rasch füllt, sind auch nicht die Probleme und Schwierigkeiten, die das Leben zwangsläufig für jeden bereithält. Es ist vielmehr die Erfahrung, dass es Probleme gibt, die sich nicht lösen lassen, ohne die eigenen Bedürfnisse, eigenen Erwartungen und eigenen Wünsche zu unterdrücken oder sie den Bedürfnissen, Erwartungen und Wünschen derjenigen Menschen anzupassen, in deren Gemeinschaft man hineinwächst und auf deren Zuwendung und Nähe, auf deren Fürsorge und Schutz, auf deren Wissen und Erfahrung man angewiesen ist – vor allem dann, wenn man noch ein Kind ist.

Vor seiner Geburt hat jedes Kind die Erfahrung gemacht, dass es ständig Neues hinzulernen und über sich hinauswachsen kann. Je länger diese Grunderfahrung bestätigt und gefestigt werden kann, desto offener, neugieriger und erwartungsvoller wendet sich das Kind dann auch weiterhin allem zu, was es an Neuem in der Welt zu entdecken gibt. Auf diese Weise wird die Erfahrung, hinzulernen und über sich hinauswachsen zu können, so fest gebahnt und so tief verankert, dass sie schließlich zu einem inneren Bedürfnis wird. Dieses Bedürfnis äußert sich dann als Hunger nach Neuem, nach stetiger Weiterentwicklung ähnlich stark und drängend wie der Hunger nach Nahrung. Genauso wie das Bedürfnis zu essen unterdrückt oder durch andere Bedürfnisse überdeckt werden kann, verschwindet auch die Neugier und verwandelt sich in andere Bedürfnisse, wenn ein Kind erfahren muss, dass seine Entdeckerfreude und Lernlust nicht »gefüttert« werden, nicht erwünscht sind oder in bestimmte Bahnen gelenkt werden sollen. Dann erlischt nicht nur die Neugier, sondern es verschwindet auch das Bedürfnis, noch weiter über sich hinauszuwachsen. Die »Realität«, in der ein solches Kind dann angekommen ist, ist eine andere als die, in der es zu Beginn seines Lebens noch zu Hause war und in der es in aller Ruhe wachsen und über sich hinauswachsen konnte.

Dieses Über-sich-Hinauswachsen beginnt bereits mit der ersten Teilung der befruchteten Eizelle. Schon hier sind die beiden Tochterzellen »mehr« als die ursprüngliche Mutterzelle, aus der sie hervorgegangen sind. Mit jeder weiteren Teilung, mit der Zusammenlagerung von Zellen zu Organanlagen und schließlich mit der Herausbildung funktionsfähiger Organe wachsen nicht nur die Zellen, sondern wächst auch der ganze Embryo Schritt für Schritt über sich hinaus. Mit der Ausbildung eines eigenen Blutkreislaufsystems, eines eigenen hormonellen Regelsystems und nicht zuletzt eines eigenen Nervensystems während dieser frühen Phasen der Embryonalentwicklung können die in den verschiedenen Bereichen des Embryos ablaufenden Prozesse zunehmend koordiniert und aufeinander abgestimmt werden. So gewinnen nicht nur die sich entwickelnden Zellen und Organe, sondern der Embryo als Ganzes mit jedem dieser Entwicklungsschritte neue Fähigkeiten hinzu. Das ungeborene Kind wächst so ständig über das, was es bisher war und was es bisher konnte, hinaus und ist dabei auf jeder Stufe seiner Entwicklung so wie es ist – und so wie es ist, ist es völlig richtig. In jeder Zelle, in jedem Organ, im gesamten Nervensystem und nicht zuletzt auch im Gehirn des Neugeborenen ist diese während der gesamten Entwicklung immer wieder gemachte Erfahrung verankert. Deshalb gibt es in jedem Kind im Inneren die feste Überzeugung, dass Probleme, die das Leben bereithält, lösbar sind und dass es dabei immer weiter über sich selbst hinauswachsen kann.

Erschüttert wird diese Überzeugung erst dann, wenn das Kind womöglich schon als Säugling oder Kleinkind, spätestens aber als Schulkind oder Jugendlicher erfahren muss, dass all das, was bisher richtig war und was es an Fähigkeiten und Fertigkeiten an Erfahrungen und erstem Wissen mit auf die Welt gebracht hat, sich nun in der »Realität« als unbrauchbar, unerwünscht oder gar falsch erweist, wenn es nun – weil es so ist, wie es ist – abgelehnt, zurückgewiesen und gemaßregelt wird. Es geht ihm dann allmählich das verloren, was es als wichtigsten Schatz mit auf die Welt gebracht hat: seine Unbefangenheit, sein Vertrauen, seine Entdeckerfreude, sein Gestaltungswille, seine Lust am Lernen – und damit auch seine Überzeugung, dass Probleme lösbar sind und dass es möglich ist, immer weiter über sich selbst hinauszuwachsen. Wenn es diesen aus seiner vorgeburtlichen Entwicklung mitgebrachten Schatz verloren hat, ist das Kind in unserer Realität angekommen, aber nur deshalb, weil wir es aus seiner Realität vertrieben haben.

Dieses Schicksal erleiden Kinder nicht erst in unserer Zeit und in unserem Kulturkreis. Noch vor wenigen Generationen war der in Form bestimmter Erwartungen und Maßregeln auf die nachwachsende Generation ausgeübte Druck in unseren Familien, Sippenverbänden, dörflichen und städtischen Gemeinschaften noch weitaus stärker als heute. Auch der äußere Druck durch Not und Armut, durch Krieg und Elend, der die nachwachsenden Kinder zu sehr frühen Anpassungsleistungen gezwungen und ihr Denken, Fühlen und Handeln in eine bestimmte Form gepresst hat, ist zumindest in unserem Kulturkreis inzwischen nicht mehr so stark wie noch vor einigen Jahrzehnten. Aber mit diesen Lockerungen der bisher von den Erwachsenen in weitgehender Übereinstimmung geteilten Überzeugungen, der gemeinsam befolgten Regeln und auch des gemeinsam ertragenen Leides ist es in den letzten Jahrzehnten zu einer immer deutlicher zutage tretenden Lockerung der sozialen Beziehungen, des Zusammenhalts der tradierten Familienverbände und der gemeinsamen Ziele und Vorstellungen der Menschen in unserem Kulturkreis gekommen. Als Folge dieser Vereinzelung sind werdende Eltern und insbesondere schwangere Frauen heutzutage viel stärker als noch vor wenigen Generationen auf sich selbst gestellt. Sie werden von dem sich auflösenden sozialen Beziehungsgeflecht nicht mehr gehalten und von den gemeinsamen Erwartungen und Erfahrungen nicht mehr so gut getragen und gestützt wie damals. So beginnt sich seit einigen Jahren eine zunehmende Verunsicherung bei vielen, auf sich allein gestellten schwangeren Frauen und werdenden Eltern auszubreiten. Häufiger als früher kommt es zu Trennungen vom Partner, zu Konflikten innerhalb und zwischen den Herkunftsfamilien, zu übermäßigen Belastungen, zu schweren Enttäuschungen und leidvollen Erfahrungen – auch schon während der Schwangerschaft.

Im Gegensatz zu allen so genannten »primitiven« Kulturen genießen Schwangere bei uns heutzutage keinen besonderen Schutz. Sie sind den lärmenden, hektischen und zermürbenden Lebens- und Arbeitsbedingungen unserer Leistungsgesellschaft ebenso hilflos ausgeliefert wie alle anderen. Mit ihren unverarbeiteten, aus ihrer eigenen Kindheit mitgebrachten, bisweilen sogar traumatischen Erfahrungen werden sie ebenso allein gelassen wie alle anderen. All diese individuellen Belastungen sind in ihrem Fall aber auch immer zugleich Belastungen für ihr ungeborenes Kind. So dringen äußere Einflüsse und Störungen in die normalerweise so gut abgeschirmte Lebenswelt dieser Kinder vor. Sie lenken die weitere vorgeburtliche Entwicklung in eine bestimmte Richtung und zwingen das ungeborene Kind zu entsprechenden Anpassungsleistungen. Es kommt dann etwas anders auf die Welt, als es normalerweise geworden wäre. Es ist noch früher mit der von uns geschaffenen »Realität« konfrontiert worden, als das normalerweise der Fall gewesen – und ihm optimalerweise gänzlich erspart geblieben – wäre.

Die Folgen dieser Entwicklungen sind schwer abschätzbar. Ein solches Kind hatte nicht nur weniger Gelegenheit, während seiner vorgeburtlichen Entwicklung diesen Schatz an »guten« Erfahrungen anzulegen, aus dem sein Vertrauen, seine Lernlust und seine Gestaltungskraft gespeist werden. Es war auch gezwungen, bestimmte Fähigkeiten zu entwickeln und bestimmte Erfahrungen in seinem Körper und in seinem Gehirn zu verankern, die es in seiner weiteren nachgeburtlichen Entwicklung behindern. Auf ein solches Kind hat das, was die meisten Kinder erst viel später zu spüren bekommen – die von uns gestaltete »Realität« –, wesentlich früher eingewirkt. Es ist dadurch stärker und nachhaltiger durch die äußeren, von uns geschaffenen Einflüsse geformt und strukturiert worden. Es konnte sich weniger gut innerhalb einer gegenüber äußeren Störungen geschützten Welt aus sich selbst heraus entwickeln und die in ihm angelegten Möglichkeiten entfalten. Es ist daher stärker von uns gemacht, als aus sich selbst heraus entstanden. Der werdenden Mutter ist es in der von uns gestalteten Lebenswelt nicht gelungen, die aus dieser Welt kommenden Störungen hinreichend gut abzuschirmen. Deshalb haben wir die Entwicklung ihres Kindes, ohne es zu wollen und ohne uns dessen bewusst zu sein, noch früher und damit auch nachhaltiger manipuliert als das normalerweise der Fall ist. Statt noch möglichst lange über sich hinauszuwachsen, ist dieses Kind gezwungen, sich noch früher an die von uns geschaffenen »Realitäten« anzupassen.

Manche dieser Kinder haben später Glück und finden nach der Geburt noch genug von dem, was ihnen vor ihrer Geburt gefehlt hat: ausreichenden Schutz vor den überstarken Reizen und Störungen aus unserer hektischen, bis in die Familien hineindringenden Lebenswelt. Manche bleiben auch weiterhin mehr oder weniger schutzlos diesen Störungen ausgesetzt. Ihnen gelingt es unter diesen Bedingungen nur schwer, die für schwierige Wahrnehmungs- und Lernprozesse erforderlichen, hochkomplexen Erregungsmuster in ihrem Gehirn aufzubauen und als neuronale und synaptische Verschaltungsmuster zu stabilisieren. Sie sind verunsichert, ängstlich oder wütend und erleben nur selten das Gefühl, dass sie in der Lage sind, Probleme zu meistern und dabei über sich hinauszuwachsen. Weil diese Kinder zu wenig Gelegenheit hatten, eigene Halt bietende innere Strukturen auszubilden, sind sie stärker als andere gezwungen, ihren Halt und ihre Sicherheit in der äußeren Welt zu suchen. Sie klammern sich intensiver an all das in dieser äußeren Welt an, was ihnen Sicherheit zu bieten scheint: an bestimmte Menschen, bisweilen auch an bestimmte Objekte und leider allzu häufig auch an bestimmte, nicht aus eigener Erfahrung entwickelte, sondern von anderen übernommene, also nachgeplapperte Vorstellungen.

Weil das Fundament, auf dem sie stehen, so dünn und brüchig ist, brechen solche Kinder im späteren Leben allzu leicht ein. Dann brauchen sie Förderungsprogramme zur Verbesserung ihrer kognitiven Leistungen und Therapieprogramme zur Stärkung ihrer Seelen. Was diesen Kindern dann am meisten hilft, ist jedoch selten ein von außen aufgenötigtes Programm. Was sie brauchen, ist eine geschützte Umgebung und eine Sicherheit bietende emotionale Beziehung, in der es ihnen gelingt, wieder an die alte, von allen Menschen trotz vielfältiger Störungen bereits im Mutterleib gemachte Erfahrung anzuknüpfen, sie wiederzuentdecken und diesmal für das weitere Leben zu festigen: die sehr früh gebahnte Erfahrung, dass es im Leben möglich ist, über sich hinauszuwachsen.

10
Verbunden sein und verbunden bleiben – von Anfang an

Die Vorstellungen davon, wie die vorgeburtliche Entwicklung abläuft und worauf es dabei besonders ankommt, haben sich im Lauf der Zeit immer wieder verändert. Durch neue Erkenntnisse hat sich nicht nur das Wissen über die intrauterin ablaufenden Reifungsprozesse erweitert. Wir sind dem ungeborenen Kind auch emotional näher gekommen. Wir spüren nicht nur, sondern wissen inzwischen auch besser als je zuvor, wie sehr es auf uns angewiesen, mit unserem eigenen Leben verbunden und von uns abhängig ist. Vorbei sind die Zeiten, als wir noch glaubten, dass das Kind im Kopf der Spermafäden bereits in zusammengekauerter Form als Miniaturmensch vorgebildet ist und nach der Verschmelzung mit der Eizelle nur noch zu wachsen und zu einem richtigen Menschen heranwachsen muss. Heute lächeln wir nur noch über eine solch absurde Vorstellung. Aber bis vor kurzem haben wir auch noch geglaubt, dass die vorgeburtliche Entwicklung weitgehend durch genetische Programme gesteuert wird. Und wir waren sogar der Meinung, dass wir durch die Entschlüsselung dieser Programme verstehen könnten, wie ein Kind zu dem wird, was es wird. Auch diese Vorstellung hat sich inzwischen als Irrtum erwiesen. Wir mussten begreifen, dass die in der befruchteten Eizelle verschmolzenen DNA-Sequenzen des väterlichen und mütterlichen Genoms lediglich ein Spektrum von Optionen bereitstellen, das festlegt, wie sich die weitere Entwicklung vollziehen könnte. Was schließlich wirklich aus diesen Anlagen wird, ob und in welchem Umfang sie genutzt werden, und auf welche Weise sie die strukturelle und funktionelle Reifung des ungeborenen Kindes bestimmen, liegt nicht in der Macht der Gene, sondern ist abhängig von den Bedingungen, die sich innerhalb des sich entwickelnden Embryos für die unterschiedlichen Zelltypen einstellen. Diese Bedingungen, auch das mussten wir erkennen, sind nicht gottgegeben oder von irgendwelchen Genen vorprogrammiert, sondern sehr konkret abhängig davon, wie es der werdenden Mutter geht: ob sie übermäßig belastet ist oder sich unbeschwert auf ihr Kind freuen kann, ob sie während der Schwangerschaft raucht, Alkohol trinkt oder Medikamente einnimmt, ob sie körperlich oder seelisch krank ist, ob sie sich viel oder wenig bewegt, überernährt oder unterernährt ist. All das, so haben wir inzwischen gelernt, beeinflusst die Entwicklung des ungeborenen Kindes. Schließlich mussten wir uns sogar noch von dem Gedanken verabschieden, dass ein Kind erst nach der Geburt in der Lage ist, etwas zu lernen. Das Gegenteil ist der Fall. Während seiner ersten neun Monate lernt ein Kind vermutlich weitaus mehr als im Verlauf seines gesamten späteren Lebens. Und was es bereits vor seiner Geburt gelernt hat, ist offenbar ganz entscheidend dafür, was es später noch hinzulernen kann.

Spätestens mit dieser neuen Erkenntnis müssen wir uns nun auch von der in vieler Hinsicht sehr bequemen Annahme verabschieden, wonach sich ein Kind bis zum Zeitpunkt seiner Geburt aus sich selbst heraus entwickelt und wir keinen Einfluss darauf haben, wie diese Entwicklung verläuft. Die Idee, dass ein menschliches Wesen von allein entstehen und sich weiterentwickeln kann, hat nicht nur unsere bisherigen Vorstellungen von der vorgeburtlichen, sondern auch von der späteren Entwicklung des Menschen ganz entscheidend geprägt. Sie hat uns daran gehindert, uns selbst und unsere eigene Entwicklung zu verstehen und – was noch viel wichtiger ist – diese Entwicklung auch bewusst zu gestalten.

Wer wie wir als Kind vor und nach der Geburt und im gesamten weiteren Leben so viel lernen muss, um sich später in der Welt zurechtzufinden, ist auf andere Menschen angewiesen. Er muss auf möglichst viele Erfahrungen, die andere bereits vor ihm gemacht haben, zurückgreifen können. Nur so kann es gelingen, sich in relativ kurzer Zeit all das Wissen anzueignen, das man braucht, um als gleichwertiger und gleichberechtigter Partner in die jeweilige menschliche Gemeinschaft hineinwachsen zu können, in die man geboren wird. Ein Kind braucht all das von seiner Mutter, seinem Vater, seiner Familie und auch das von allen anderen Menschen seines Kulturkreises bereitgestellte Wissen, deren Gefühle, Erfahrungen, Fähigkeiten und Fertigkeiten, um aus den in seinem Gehirn bereitgestellten neuronalen Verschaltungsangeboten und synaptischen Verknüpfungsmöglichkeiten ganz bestimmte Verschaltungen und Verbindungen zu stabilisieren und in Form innerer Repräsentanzen zu verankern.

Wenn ihm dieser Erfahrungsschatz nicht zur Verfügung gestellt würde und zum Aufbau eigenen Wissens genutzt werden könnte, so müsste jedes Kind jede einzelne Fähigkeit durch eigenes Ausprobieren erlernen – aus sich selbst heraus und auf der Grundlage seiner eigenen genetisch mitgebrachten Anlagen. Würde ein Kind unter solchen Bedingungen aufwachsen, also ohne feinfühlig abgestimmte Bindungserfahrungen und ohne Vorbilder, die ihm zeigen, wie etwas geht, und ihm Mut machen, es immer wieder zu versuchen, so wäre es außerstande, sich auch nur einen Bruchteil dessen anzueignen, was wir als Menschen können, was wir zu meistern gelernt haben und was uns erst zu dem macht, was wir sind. Ein solches Kind hätte weder aufrecht gehen, geschweige denn sprechen gelernt. Zum Glück bleibt ein derartig abstruses Szenario ein reines Gedankenexperiment, denn ein solches Kind wäre ohne die Hilfe anderer bereits innerhalb kürzester Zeit schlichtweg verhungert oder verdurstet. Denn auch wie und wo man Nahrung findet – das weiß jede frischgebackene Mutter – hätte ihm erst jemand zeigen müssen.

Es ist zumindest denkbar und wohl auch bisweilen vorgekommen, dass ein Kind nach der Geburt von einer Tiermutter adoptiert und gesäugt wird. So mag es vielleicht überleben. Aber später werden die Auswirkungen des Mangels an geeigneten Vorbildern, die ihr spezifisch menschliches Wissen an das betreffende Kind weitergeben, in aller Deutlichkeit sichtbar. Es geht solchen Menschenkindern dann nicht viel anders als all jenen Tieren, die von Menschen aufgezogen werden und keine Möglichkeit bekommen, ihre eigenen Artgenossen kennen zu lernen und deren Verhaltensweisen zu übernehmen: Sie finden sich später in der Welt ihrer Artgenossen nicht mehr zurecht, bleiben Fremde und werden – im Fall der Tiere – aus der Gruppe verstoßen. Ihnen fehlt das normalerweise durch frühe Lernprozesse automatisch entstehende Band, das sie mit ihren Artgenossen verbindet. Aus diesem Grund finden sie auch keine Fortpflanzungspartner. Sie sterben aus, ohne Nachkommen zu hinterlassen, an die sie ihre im eigentlichen Wortsinn »fremdartigen« Erfahrungen weitergeben könnten. Auf sehr eindringliche Weise wird hier deutlich, dass es, um sowohl als Einzelner als auch als Art überleben zu können, nicht nur darauf ankommt, dass die im Lauf der Artentwicklung gemachten und in Form genetischer Anlagen im Genom verankerten Erfahrungen von einer Generation zur nächsten weitergegeben werden. Es muss gleichzeitig auch immer sichergestellt sein, dass die artspezifischen, durch individuelle Lernprozesse der Nachkommen von den jeweiligen Artgenossen übernommenen Erfahrungen ebenso von einer Generation zur nächsten überliefert werden. Wenn Letzteres, also die *transgenerationale Weitergabe von erworbenen Eigenschaften,* aus irgendeinem Grund unterbrochen oder gestört wird, kann auch Ersteres, also die *Weitergabe der genetischen Anlagen* der betreffenden Art, nicht mehr gelingen. Die betreffende Art stirbt dann aus, weil das Band zu dünn geworden oder gar zerrissen ist, das die betreffenden Artgenossen bisher miteinander verbunden hat.

Um deutlich zu machen, was das für die vorgeburtliche

Entwicklung und die während dieser Phase stattfindenden Lernprozesse bedeutet, bleiben wir noch einen Augenblick bei den Tieren, denn hier lässt sich das, worauf es ankommt, oftmals besser zeigen als bei unserer eigenen Art.

Wenn man Tiermütter, also beispielsweise Kaninchen, Ratten oder Hunde während der Schwangerschaft auf irgendeine nicht artgemäße Weise belastet, z. B. indem man sie immer wieder in ausweglose Situationen treibt, ihnen übermäßige körperliche Anstrengungen abverlangt, sie falsch ernährt oder auf andere Weise krank macht, wird durch diese Belastungen auch das normalerweise im Mutterleib herrschende, artspezifische Bedingungsgefüge verändert, in dem sich die Embryonen entwickeln. Sie reifen dann in einer Welt heran, deren Beschaffenheit nicht so ist, wie sie normalerweise artgemäß wäre. In dieser mehr oder weniger artfremden Welt lernen auch die ungeborenen Nachkommen all das, was sie dort lernen, anders als es normalerweise der Fall wäre. Es ist dabei nicht so interessant, was von ihnen unter diesen fremdartigen Bedingungen auf welche Weise anders herausgebildet und gelernt wird. Spannend ist, was aus diesen Nachkommen wird, wenn sie auf die Welt kommen. Im Gegensatz zu dem, was wir über die Auswirkungen solcher veränderten Entwicklungsbedingungen auf die spätere Entwicklung unserer eigenen Kinder wissen, kennen wir diese Folgen bei Tieren ziemlich genau.

Wenn die Belastung der Mutter allzu stark wird und die intrauterinen Bedingungen allzu sehr von dem abweichen, was von den sich entwickelnden Embryonen noch toleriert werden kann, d. h. durch eigene Anpassungsprozesse ausgeglichen und damit im weitesten Sinne gelernt werden kann, sterben die Nachkommen bereits im Mutterleib ab. Es kommt dann zum Abort. In allen anderen Fällen – wenn die Abweichung der inneren Lebenswelt während der vorgeburtlichen Entwicklung durch entsprechende eigene Anpassungs- und damit Lernprozesse der Embryonen ausgeglichen werden kann – kommen die Nachkommen »anders«, mit anders entwickelten und anders ausgereiften Regelmechanismen, mit anders entwickelten funktionellen und strukturellen Gegebenheiten, auch mit einem anders verschalteten Gehirn auf die Welt. Das ist zunächst noch nicht weiter schlimm. Eigentlich sind diese Nachkommen nur – sozusagen von Geburt an – besonders gut an das Leben in einer Welt angepasst, in der es so zugeht, wie es bereits im Mutterleib zuging, in der Bedingungen herrschen, die das Neugeborene bereits im Mutterleib kennen gelernt, zu ertragen gelernt und an die es sich also in seiner inneren Organisation anzupassen gelernt hat. Aber bei diesen Bedingungen handelt es sich ja um solche, die eigentlich so nicht vorgesehen waren, die erst durch äußere Einflüsse und Belastungen entstanden und damit irgendwie »artfremd« geworden sind. Die durch diese von außen verursachten Störungen erzwungenen Anpassungsleistungen des Neugeborenen, also die etwas anders als normalerweise ausgebildeten hormonellen, metabolischen und neuronalen Regelsysteme, auch die mitunter durch solche Anpassungen entstandenen strukturellen Besonderheiten innerer Organe, z. B. des Bewegungsapparates oder des Kreislaufsystems, waren so nicht vorgesehen.

Wie es ist, wenn etwas anders wird, als es normalerweise werden sollte, weiß jeder Handwerker, der je versucht hat, eine schiefe Tür in eine gerade Türfassung einzupassen. Im Fall des Handwerkers ist die Lösung einfach. Er beschafft sich einfach eine neue Tür. Im Fall eines Neugeborenen, das anders geworden ist, als es eigentlich hätte werden können, wenn es nicht in einer durch Belastungen der Mutter während der Schwangerschaft veränderten Welt herangereift wäre, ist dieses Anders-Sein nicht durch Umtausch wieder rückgängig zu machen. Schlimmer noch! Seine intrauterin erworbenen Anpassungen können sich nun im weiteren Entwicklungsverlauf auf zwei verschiedenen Ebenen als »unpassend« erweisen: Sie können einerseits nicht so recht zu den artspezifischen, im Genom verankerten Erfahrungen, also zu den genetischen Potenzen seiner Zellen passen und von einzelnen Zellen und Zellgruppen mehr abverlangen, als diese aufgrund ihrer genetischen Ausstattung zu leisten imstande sind. Dann ist absehbar, dass es irgendwann zu Überlastungen und Verschleißerscheinungen kommt, die zu unterschiedlichsten körperlichen Erkrankungen führen können. Auch wenn diese Auswirkungen bisweilen viel später, etwa erst nach der Pubertät oder gar erst im fortgeschrittenen Alter zutage treten, so haben sie doch ihre tatsächlichen Ursachen in der während der Schwangerschaft der Mutter aufgetretenen Belastung. Bei Tieren sind solche Phänomene vielfach nachgewiesen worden, z. B. beim Auftreten von Hirntumoren (Astrogliomen) bei längst erwachsenen Ratten, die während ihrer vorgeburtlichen Entwicklung chemischen Substanzen ausgesetzt waren, weil der Mutter diese Substanzen während eines bestimmten, sehr frühen Zeitpunktes der Schwangerschaft verabreicht worden waren.

Neben dieser basalen, genetischen und zellulären Ebene gibt es noch eine zweite, weitaus komplexere Ebene, auf der sich vorgeburtliche Anpassungen an »artfremde« Entwicklungsbedingungen nach der Geburt als »unpassend« und damit problematisch für das spätere Leben erweisen. Diese andere, gleichsam übergeordnete Ebene ist der innerhalb einer Gemeinschaft, also einer Familie, einer Sippe oder einer Kultur-Gemeinschaft vorherrschende und von dieser Gemeinschaft normalerweise transgenerational weitergegebene erworbene Schatz an Erfahrungen. Bei Tieren sind die Auswirkungen solcher Inkongruenzen oder »Mismatches« besonders leicht zu beobachten.

Zum artspezifischen Erfahrungsschatz von Tieren gehört all das, was die Jungen einer Art, also beispielsweise Ratten, Kaninchen oder Löwen, vor und nach der Geburt alles lernen müssen, damit sie sich in der jeweiligen Gemeinschaft, in die sie hineinwachsen, zurechtfinden, dort zunächst ihren Platz und später auch einen Partner finden, mit dem sie selbst wieder Nachkommen zeugen. Wenn nun ein solches Muttertier, beispielsweise eine Rättin, während der Schwangerschaft irgendwelchen, normalerweise in der natürlichen Lebenswelt von Ratten nicht auftretenden Belastungen ausgesetzt ist, so kommt es bei den ungeborenen Nachkommen zu entsprechenden vorgeburtlichen Anpassungen, die auch das sich entwickelnde Gehirn betreffen. Bestimmte Verschaltungen werden dann zu früh, andere dafür etwas später herausgeformt. Netzwerke und Verschaltungsmuster, die normalerweise sehr komplex aufgebaut sind und auf vielfache Weise miteinander verknüpft worden wären, werden dann vielleicht einfacher, andere, die normalerweise sehr stringent und ohne viele Nebenverbindungen entstanden wären, werden möglicherweise komplizierter und auf etwas andere Weise als gewöhnlich zusammengefügt. Wie diese Veränderungen der inneren Organisation im Einzelnen beschaffen sind, mag zwar interessant sein, soll uns aber hier nicht weiter beschäftigen. Wichtig ist das, was dabei herauskommt, wenn die Rattenmutter niederkommt und ihre sich nun etwas anders als normalerweise verhaltenden, sie vielleicht etwas anders wahrnehmenden und anders auf sie reagierenden Jungen zur Welt bringt.

Wenn ihr diese Jungen gar zu fremdartig vorkommen und sich ganz und gar anders verhalten, als die Mutter das instinktiv oder aufgrund ihrer eigenen Erfahrungen bei vorangegangenen Geburten erwartet, so frisst sie diese Jungen einfach auf. Sie betrachtet sie als ihr nicht zugehörig, erkennt sie nicht und fühlt sich nicht mit ihnen verbunden. Aufgrund ihrer intrauterinen Anpassungen an die Belastungssituation der schwangeren Mutter sind die Neugeborenen etwas anders geworden, als sie normalerweise geworden wären. Sie sind der Mutter dadurch »entfremdet«, und so ist das Band zerrissen, das beide normalerweise automatisch miteinander verbindet.

Wenn die durch die intrauterine Belastung ausgelösten Anpassungs- und Lernprozesse zu weniger starken Auffälligkeiten der neugeborenen Ratten führen und die Mutter diese Jungen – etwas befremdet zwar, aber doch immerhin – annimmt, so kann noch alles gut werden, falls im weiteren Entwicklungsverlauf die Beziehung zwischen der Mutter und ihren Jungen stabil bleibt und sich weiter festigt. Die Chancen, dass das gelingt, sind allerdings nicht mehr so gut wie für »normal« entwickelte Junge. Diese sich etwas anders verhaltenden, etwas anders reagierenden Neugeborenen »passen« eben doch nicht automatisch zu den von der Mutter mitgebrachten Erwartungen. Stärker, als das normalerweise der Falle wäre, ist die Beziehung der Mutter zu ihren Jungen von Anfang an belastet.

Gerade bei Ratten sind die Auswirkungen derartiger gestörter Bindungsbeziehungen auf die weitere Hirnentwicklung und das spätere Verhalten sehr eingehend untersucht worden. Übereinstimmend zeigt sich in diesen Experimenten, dass derartige Störungen der frühen engen Verbundenheit zwischen der Mutter und ihren Jungen sich vor allem bei der späteren Aneignung besonders komplexer Verhaltensleistungen bemerkbar machen. Hierzu zählt insbesondere das, was man als »Sozialverhalten« bezeichnet, also die Fähigkeit, die für das spätere Leben in der jeweiligen Rattengemeinschaft erforderlichen Verhaltensweisen zu erlernen. Für männliche Ratten heißt das, eine Stellung in der sozialen Hierarchie zu erobern, die es ihnen ermöglicht, ein Weibchen »abzubekommen« und Nachkommen zu zeugen. Rattenmännchen, die zu ängstlich oder zu aggressiv sind, die nicht angemessen auf die Verhaltensweisen der anderen Gruppenmitglieder reagieren können, geraten in der sozialen Hierarchie allzu leicht ins Abseits und können dann weder ihre genetischen Anlagen noch ihre erworbenen, von der Norm abweichenden Fähigkeiten und Verhaltensweisen an eigene Nachkommen weitergeben. Sie sterben also aus.

Weiblichen Ratten, die unter Bedingungen einer unzureichend stabilen Verbindung zur Mutter heranreifen, fällt es besonders schwer, sich die für die spätere Aufzucht ihrer eigenen Jungen erforderlichen Fähigkeiten anzueignen, bzw. diese instinktiven (wir würden sagen: intuitiven) mütterlichen Kompetenzen auszubilden. Sie werden »schlechte« Rattenmütter, bauen kein richtiges Nest, kümmern sich nicht hinreichend um ihre Jungen und lassen sich allzu leicht in ihrem »Brutpflegeverhalten« durch äußere Einflüsse stören. Weil unter solch ungünstigen Bedingungen mehr Junge sterben als normalerweise, haben diese Rattenmütter geringere Chancen, ihre genetischen Anlagen und ihre von der Norm abweichenden Verhaltensweisen an nachfolgende Generationen weiterzugeben. Sie sterben also auch aus.

Ratten sind keine Menschen, und deshalb ist vieles von dem, was sich im Rahmen von Tierversuchen nachweisen oder aus der Untersuchung von natürlichen Verhaltensweisen von Ratten und anderen Tieren ableiten lässt, nicht einfach auf den Menschen übertragbar. Das menschliche Gehirn ist weitaus komplexer aufgebaut als das unserer tierischen Verwandten. Es entwickelt sich viel langsamer und die besonders plastischen Bereiche der Hirnrinde und hier speziell des Frontalhirns werden in viel stärkerem Maße und über einen wesentlich längeren Zeitraum während der kindlichen Entwicklung durch selbst gesammelte Erfahrungen und durch von anderen übernommenes Wissen, durch transgenerational weitergegebene Fähigkeiten und Fertigkeiten strukturiert. Im Gegensatz zu den Tieren, deren Verhaltensreaktionen in vieler Hinsicht angeboren und z. T. auch noch sehr streng genetisch verankert sind, müssen Menschenkinder so gut wie alles, worauf es im späteren Leben ankommt, erst noch lernen. Sie sind daher viel stärker als beispielsweise Rattenjunge darauf angewiesen, dass sich jemand um sie kümmert, sich auf ihre Bedürfnisse einstellt, ihnen zeigt, wie etwas geht, und ihnen Mut macht, es immer wieder zu versuchen. Für sie ist es viel wichtiger als für die Tierkinder, dass ihre Verbindung zu den Erwachsenen nicht zu früh gestört wird oder gar abreißt.

Noch in einem zweiten Aspekt unterscheiden sich Ratten und andere Tiere ganz erheblich von uns Menschen: Tiere können ihre eigene Lebenswelt kaum, die Welt, in der sie ihre Jungen aufziehen, noch weniger und die vorgeburtliche Welt, in der sich ihre ungeborenen Nachkommen entwickeln, überhaupt nicht selbst gestalten. Wir Menschen aber leben in einer fast vollständig von uns selbst gemachten, nach unseren eigenen Vorstellungen gestalteten Welt.

Wir erziehen unsere Kinder nach Vorstellungen, die wir für richtig halten, und bringen ihnen all das bei, was sie unserer Ansicht nach brauchen, um sich in unserer Lebenswelt zurechtzufinden. Und wir bestimmen in viel stärkerem Maß, als es uns bewusst ist, auch die intrauterine Lebenswelt, in der sich unsere Kinder vor ihrer Geburt entwickeln. In manchen Kulturen wird den schwangeren Frauen durch moralische Vorschriften, tradierte Rituale oder gar gesetzlich vorgeschrieben, was sie zu tun oder zu lassen haben. In unserem Kulturkreis verunsichern wir sie mit immer neuen Ratschlägen und nicht zuletzt auch mit immer neuen wissenschaftlichen Erkenntnissen. Wir erzeugen in ihnen Schuldgefühle, weil sie nicht so perfekt sind, wie sie doch eigentlich sein sollten. Wir kümmern uns wenig um ihre Gefühlswelt und ihre Bedürfnisse nach Verbindung und Halt. Wir entfremden sie von ihrem Körper, ihrer Seele und ihren ureigensten Impulsen und übergeben sie lieber der Obhut von Ultraschalluntersuchungen, medizinischen Tests und Überwachungsapparaturen. Sie atmen die von unseren Autoabgasen verpestete Luft, sie ertragen die in unseren Städten herrschende Flut von Reizen. Sie essen, was in unseren Läden an mit Chemikalien angereicherten Lebensmitteln angeboten wird. Tagtäglich müssen sie all das Elend und die Sensationen verarbeiten, die unsere Medien verbreiten. Sie leiden an der von unserer immer hektischer werdenden Gesellschaft erzeugten Unruhe und Zeitverknappung. Dieser Rhythmus treibt sie an. Sie sollen nicht nur eine gute Mutter werden, sondern auch noch Karriere machen und natürlich auch noch eine attraktive Partnerin sein. All das kennen Ratten nicht und nichts davon dringt in die Welt ihrer noch ungeborenen Nachkommen vor (es sei denn, sie leben in unseren Städten und fressen unsere Abfälle). Auch in dieser Beziehung sind wir also viel stärker miteinander verbunden und voneinander abhängig als die Tiere.

Ein letzter Aspekt, der uns ebenfalls von Anfang an viel stärker miteinander verbindet als Ratten oder auch Affen, ist der riesige Schatz an Wissen, an Erfahrungen, an Fähigkeiten und Fertigkeiten, der bis heute mehr oder weniger vollständig und zusätzlich noch erweitert durch das, was jede nachwachsende Generation im Laufe ihres Lebens hinzugelernt hat, an die jeweils nachfolgende Generation weitergegeben wird. Die Gehirne unserer Nachkommen werden nicht wie bei den Tieren in erster Linie durch angeborene und in hohem Maß von genetischen Anlagen (vor)programmierte Nervenzell-Verschaltungen strukturiert, sondern unsere transgenerational weitergegebenen Erfahrungen sind entscheidend dafür, welche Verbindungen in den Gehirnen unserer Kinder zunächst geknüpft und stabilisiert und später vielleicht wieder umgebaut und neu verbunden werden. Das menschliche Gehirn ist also, zumindest in all jenen Bereichen, die unser Menschsein ausmachen, ein soziales Konstrukt.

Die Art und Weise, wie sich dieses soziale Konstrukt Gehirn herausbildet, ob es also einfacher oder komplexer herausgeformt wird, ob mehr oder weniger Quervernetzungen und Verbindungen entstehen, hängt nicht nur von der Vielzahl der Erfahrungen ab, die ein Kind vor und nach seiner Geburt und dann im Verlauf seines späteren Lebens machen kann, wenn es zunächst in eine bestimmte Familie, später in eine bestimmte Gemeinschaft und schließlich in einen bestimmten Kulturkreis hineinwächst. Ebenso wichtig oder vielleicht sogar noch entscheidender ist die zeitliche Ordnung, also die richtige Reihenfolge, in der diese Erfahrungen Schritt für Schritt gemacht werden können: zunächst während der vorgeburtlichen Entwicklung, dann als Baby, als Kleinkind, während der Vorschulzeit und schließlich in der Schule und später im Beruf. Bevor man in Büchern herumstöbern kann, muss man lesen gelernt haben. Bevor man laufen lernen kann, muss man seinen Körper aufrichten können. Bevor man sprechen kann, muss man erfahren haben, dass es möglich ist, jemandem seine eigenen Bedürfnisse und Absichten mitzuteilen. Und bevor man etwas mitteilen kann, muss man das, was in einem vorgeht, wahrnehmen. Und letztlich muss man die Erfahrung gemacht haben, dass es jemanden gibt, der diese Äußerungen der eigenen Befindlichkeit nicht nur zur Kenntnis nimmt, sondern angemessen und feinfühlig darauf reagiert, der sich einem zuwendet, den man spüren kann und mit dem man verbunden ist – und zwar von Anfang an.

Jeder Mensch hat diese wichtige Grunderfahrung zu einem sehr frühen Zeitpunkt seines Lebens gemacht, und sei es auch nur während der ersten Monate im Mutterleib. Sie ist deshalb tief in jedem Menschen verankert, und sie kann daher, wann immer es einem solchen enttäuschten Menschen in seinem späteren Leben gelingt, wieder jemanden zu finden, der sich ihm zuwendet, auch wieder wachgerufen werden. Deshalb steckt in jeder Begegnung mit einem anderen Menschen die Chance, sich selbst wiederzufinden.

11
Jedem Anfang wohnt ein Zauber inne

…der uns beschützt und der uns hilft, zu leben, sagt Hermann Hesse in seinem Gedicht *Lebensstufen*, das wir diesem Buch vorangestellt haben. Er erinnert uns mit diesen Zeilen daran, dass es zu jedem Zeitpunkt unseres Lebens möglich ist, einen anderen Weg einzuschlagen, und er ermutigt uns zu solchem Neuanfang.

Wer allzu lange in den eingefahrenen Bahnen seines Denkens, Fühlens und Handelns vorwärtsjagt, mag wohl eine Zeit lang schnell vorankommen. Aber je länger und je besser er auf diese Weise vorankommt, desto mehr entfernt er sich dabei auch von den anderen, desto schwerer fällt es ihm später, wenn er aus seinem Geschwindigkeitsrausch erwacht oder gar schon gegen die Wand gerast ist, noch einen Neubeginn zu wagen und nach Wegen zu suchen, die ihn wieder zu den anderen zurückführen. Deshalb ist Erfolg gefährlicher, als man gemeinhin denkt, vor allem dann, wenn er sehr groß ist und längere Zeit anhält.

Nun leben wir in einem Teil der Welt und in einem Kulturkreis, in dem wir mit Hilfe unseres rationalen Denkens, unserer objektiven Wissenschaften und unserer technischen und medizinischen Errungenschaften seit einigen Generationen recht erfolgreich und immer schneller vorangekommen sind. Der durch unsere technologischen Erfolge gespeiste Glaube, alles sei machbar, beginnt sich nun sogar schon auf einen Bereich auszudehnen, der bisher von gezielten Manipulationen und geschäftlichen Interessen noch weitgehend verschont geblieben ist: auf den Lebensraum derjenigen Kinder, die noch gar nicht zur Welt gekommen sind. Diese ungeborenen Kinder haben derartigen Vorstößen wenig entgegenzusetzen. Sie sind unsichtbar für diejenigen, die sie nicht sehen wollen. Sie sind unhörbar und können nicht sagen, was ihnen am Herzen liegt. Und sie sind unspürbar für alle, die sie nicht als Teil von sich selbst empfinden. Sie demonstrieren nicht und haben keine Lobby. Deshalb sind sie während dieser frühen Phase ihres Lebens stärker als zu jedem späteren Zeitpunkt in Gefahr, zu Opfern unseres erfolgs- und effizienzorientierten Machbarkeitswahns zu werden.

Manche von ihnen werden abgetrieben. Manche werden in Reagenzgläsern gezüchtet und für den Fall, dass man sie später noch für irgendeinen Zweck verwenden könnte, in flüssigem Stickstoff eingefroren und jahrelang aufbewahrt. Aber auch diejenigen, die das Glück hatten, nun im Bauch einer werdenden Mutter heranzureifen, bleiben von allen möglichen Bemühungen, ihre Entwicklung noch weiter zu verbessern, inzwischen auch nicht mehr verschont. Seit es sich herumgesprochen hat, dass Kinder bereits im Mutterleib sehr viel lernen können, werden schwangere Frauen mit Werbeprospekten, Ratgebern und Zeitungsannoncen aller Art überschüttet, in denen alle möglichen Geräte zur Frühstimulation und zur vorgeburtlichen Konditionierung ihrer ungeborenen Kinder als unverzichtbare Instrumente zur Verbesserung des späteren Schulerfolgs, der Musikalität und sonst welcher Teilfertigkeiten angepriesen werden.

Besonders eifrige Abnehmer dieser Gerätschaften sind vor allem solche Mütter, die ohnehin schon verunsichert sind, die sich nicht einfach nur auf ihr Kind freuen können, sondern alles, was in ihrer Macht steht, tun wollen, um es von Anfang an zu einem ganz besonderen, mit ganz besonderen Begabungen ausgestatteten Kind zu machen. Allzu oft fehlt solchen Müttern genau das, worauf es für die

Herausbildung einer Sicherheit bietenden, Vertrauen stiftenden Bindungsbeziehung ankommt – nämlich eigene Sicherheit, Vertrauen und ein feines Gespür für die Bedürfnisse und Signale ihres Kindes. Diese entscheidende Grundvoraussetzung für eine gelingende Erziehung und für die Entfaltung der im Kind angelegten Möglichkeiten, lässt sich durch kein Gerät der Welt ersetzen.

Es ist leider absehbar, dass auch mit diesen Manipulationsversuchen der vorgeburtlichen Entwicklung noch lange nicht das Ende des Machbarkeitswahns erreicht ist. Dieses Ende zeichnet sich an einer ganz anderen Stelle ab, die – auch das ist bezeichnend für den Zustand unserer gegenwärtigen Gesellschaft – bereits seit Jahrzehnten geflissentlich übersehen und in ihrer wahren Dramatik noch immer beschwichtigend heruntergespielt wird: Die Zahl der Kinder, die in unserem Kulturkreis überhaupt noch zur Welt kommen, sinkt dramatisch. Wir sind eine vom Aussterben bedrohte Gemeinschaft geworden. Das ist die seit langem weithin sichtbare Wand, auf die wir gegenwärtig ungebremst zurasen.

Aber die stetig sinkende Geburtenrate ist nicht das einzige Alarmsignal, das uns eigentlich zwingen müsste, auf dem bisher scheinbar so erfolgreich beschrittenen Weg innezuhalten und einen Neuanfang zu wagen. Von den immer weniger werdenden Kindern, die Frauen heutzutage noch zur Welt bringen, werden inzwischen auch immer mehr krank. Noch nie gab es so viele Kinder und Jugendliche mit Gewichtsproblemen, mit Haltungsschäden und motorischen Störungen, mit allergischen und Autoimmunerkrankungen, mit Herz-Kreislaufstörungen und nicht zuletzt auch mit psychischen Problemen, die sich entweder als Verhaltensstörungen, als Angst- und später gar als Suchterkrankungen äußern. Von den wenigen Kindern, die heutzutage überhaupt noch bei uns aufwachsen, braucht also ein erheblicher Anteil ärztliche Hilfe und therapeutische Begleitung. Viele dieser Kinder und Jugendlichen erreichen später keinen qualifizierten Schulabschluss. Sie scheitern bei der Berufsausbildung und bleiben als »Sozialfälle« auf staatliche Unterstützung angewiesen. Die wenigsten von ihnen werden später selbst wieder Kinder haben, und falls sie welche bekommen, ist absehbar, dass deren Entwicklung ebenfalls äußerst problematisch verlaufen wird. Die Besorgnis erregende Beschaffenheit unserer nachwachsenden Generation ist also die zweite, immer schwerer überwindbare und in Zukunft wohl kaum noch finanzierbare Wand, auf die wir gegenwärtig ebenso ungebremst zurasen. Wenn wir daran nicht zerschellen wollen, wäre auch hier ein Innehalten und der Versuch eines mutigen Neuanfangs zwingend notwendig.

Gegenwärtig spricht jedoch wenig dafür, dass dieses Umdenken so schnell in Gang kommt. Eher werden wir wohl auf den eingefahrenen Bahnen unseres Denkens, Fühlens und Handelns noch eine Zeit lang weiter vorwärtsjagen – bis wir am Ende selbst gegen die dritte, ebenfalls schon weithin sichtbare Wand rasen, die nicht unsere Zukunft oder die unserer Kinder, sondern unser eigenes unmittelbares Leben hier und jetzt bedroht, indem wir an den krank machenden Lebensverhältnissen, die wir mit unserem bisherigen Denken, Fühlen und Handeln geschaffen haben, schließlich selbst erkranken: an der verpesteten Luft, an den industriell erzeugten und mit immer mehr ungesunden Zusätzen versehenen Lebensmitteln, an dem Mangel an täglicher Bewegung, an der Hektik und der fehlenden Muße zur Selbstbesinnung und nicht zuletzt an den unausweichlichen Folgen des ständigen Kampfes um einen Platz in der ersten Reihe. Die Gewinner in diesem Kampf müssen mit der Einsamkeit leben, die dort oben herrscht, und mit der Kälte, die sich in ihrem Herzen auf dem Weg dorthin breit gemacht hat. Die Verlierer mit Ohnmacht, Verzweiflung und Mutlosigkeit, die ihnen ihr Selbstwertgefühl untergraben und den letzten Funken Hoffnung rauben. Depression heißt die letzte dunkle Wand, die heute vor immer mehr Menschen, vor den Gewinnern ebenso wie den Verlierern, auftaucht und sie nun mit aller Macht aus der Bahn zu werfen droht. Noch nie ist der Verbrauch an Psychopharmaka so stark gestiegen wie in den letzten zehn Jahren. 35 Millionen US-Amerikaner – für Europa und Japan fehlen entsprechende Schätzungen – sind inzwischen Dauerkonsumenten von Psychopharmaka. Ein noch größerer Anteil der erwachsenen Bevölkerung in den hochentwickelten Industriestaaten sucht in den Angeboten unserer Konsum-, Unterhaltungs- und Freizeitindustrie einen Ersatz für ihre ungestillten Bedürfnisse nach menschlicher Nähe und Verbundenheit, nach Anerkennung und Vertrauen.

Unser Wirtschaftswachstum ist ins Stocken geraten, die Probleme wachsen und ein neuer Anfang ist nicht in Sicht. Woher der Mut und die Zuversicht für die Lösung dieser Probleme kommen soll, ist deshalb die spannendste Frage, die sich angesichts dieser Situation stellt. Sie lässt sich nach allem, was wir bisher dargestellt haben, leicht beantworten. Es sind drei Quellen, aus denen jede menschliche Gemeinschaft an jedem Ort dieser Erde immer wieder ihre Kraft für einen Neuanfang schöpft: Zum einen sind es jene Erwachsenen, die ihre Kraft und Zuversicht, ihr Vertrauen und ihre Hoffnung noch nicht verloren haben. Das sind all jene, die selbst Kinder gezeugt, zur Welt gebracht und auf ihrem bisherigen Lebensweg begleitet haben und auch in Zukunft weiter begleiten werden. Diese mutigen Eltern, aber auch all die vielen verantwortungsbewussten Erzieher, Betreuer und Lehrer unserer Kinder sind es, die noch daran glauben, dass es eine glückliche Zukunft für diese Kinder geben kann.

Die zweite Kraft, die den Weg für einen neuen Anfang bahnen kann, sind die in unsere verworrenen Verhältnisse hineinwachsenden Kinder und Jugendlichen – all jene, die bereits dabei sind, diesen Weg zu suchen und noch nicht allzu sehr von unserer Art, das Leben zu gestalten, angesteckt worden sind. Diese Kinder und Jugendlichen besitzen noch viel von der Kraft und der Zuversicht, die sie mit auf die Welt gebracht haben. Ihre Unzufriedenheit, ihre Rebellion, aber auch ihre Enttäuschung sind ein Spiegel, den sie uns immer wieder mutig entgegenhalten, in der Hoffnung, dass wir uns selbst darin erkennen.

Die dritte und – solange noch Kinder geboren werden – sich ständig erneuernde Kraft für einen Neuanfang bringen alle Neugeborenen immer wieder selbst mit auf die Welt. Sie, die schwächsten von allen, machen sich mit dem größten Mut, dem größten Vertrauen, der größten Zuversicht, die ein Mensch haben kann, auf den Weg in eine neue Welt. Jedes dieser Kinder hat zumindest bis zu seiner Geburt tagtäglich selbst erfahren, dass es immer mehr und immer wieder Neues hinzulernen kann. Jedes hat neun Monate lang gespürt, dass es möglich ist, tagtäglich über sich selbst hinauszuwachsen. Und jedes neu in unsere Welt hineingeborene Kind ist während seiner gesamten bisherigen Entwicklung aufs Engste mit einem anderen Menschen verbunden gewesen, enger und tiefer, als wir uns das je vorstellen können.

So bringen also unsere Kinder, jedes auf seine Weise, immer wieder neu mit auf die Welt, was wir Erwachsenen dringender als alles andere brauchen, um auch selbst einen neuen Anfang zu wagen: die Fähigkeit, sich auf Neues einzulassen und aus Fehlern zu lernen, die Erfahrung, über sich hinauswachsen zu können, und das Gefühl, verbunden zu sein und verbunden zu bleiben.

Es kann sein, dass wir die Welt in Zukunft noch unwirtlicher und unser Zusammenleben noch schwieriger machen. Solange aber immer noch Kinder in diese Welt hineingeboren werden, trägt jedes dieser Kinder ein Stück der Kraft zu einem Neubeginn mit in diese Welt. Wie eine klare Quelle spülen sie immer wieder neues, klares Wasser in den Lebensstrom jeder einzelnen Familie und jeder menschlichen Gemeinschaft. Deshalb gibt es, solange Kinder geboren werden, auch noch Hoffnung.

Literatur

Alberti, B. (2005): *Die Seele fühlt von Anfang an. Wie pränatale Erfahrungen unsere Beziehungsfähigkeit prägen.* München: Kösel.

Blechschmidt, E. (2002): *Wie beginnt das menschliche Leben?* Stein am Rhein: Christiania.

Duden, B.; Schlumbohm, J.; Veit, P. (2002): *Geschichte des Ungeborenen. Zur Erfahrungs- und Wissenschaftsgeschichte der Schwangerschaft.* Göttingen: Vandenhoeck & Ruprecht.

Fuchs, U. (2003): *Die Genomfalle. Die Versprechungen der Gentechnik, ihre Nebenwirkungen und Folgen.* München: Heyne.

Hilsberg, R. (2000): *Schwangerschaft, Geburt und erstes Lebensjahr. Ein Begleiter für werdende Eltern.* Reinbek bei Hamburg: Rowohlt.

Janus, L. (2000): *Der Seelenraum des Ungeborenen. Pränatale Psychologie und Therapie.* Düsseldorf: Walter.

Klaus, M. H. (2003): *Das Wunder der ersten Lebenswochen.* München: Goldmann.

Marcovich, M.; de Jong, T. M. (1999): *Frühgeborene. Zu klein zum Leben? Die Methode Marina Marcovich.* Frankfurt a. M.: Fischer.

Mieth, D. (2001): *Die Diktatur der Gene. Biotechnik zwischen Machbarkeit und Menschenwürde.* Freiburg i. Br.: Herder.

Nathanielsz, P. W. (1998): *Leben im Mutterleib.* Berlin: List.

Nathanielsz, P. W. (2003): *Schwangerschaft: Wiege der Gesundheit.* München: Goldmann.

Piontelli, A. (1996): *Vom Fetus zum Kind: Die Ursprünge des psychischen Lebens. Eine psychoanalytische Beobachtungsstudie.* Stuttgart: Klett-Cotta.

Sloterdijk, P. (1998): *Sphären I. Blasen.* Frankfurt a. M.: Suhrkamp.

Spitz, R. (2000): *Angeboren oder erworben? Die Zwillinge Cathy und Rosy –*

eine Naturgeschichte der menschlichen Persönlichkeit und ihrer Entwicklung. Weinheim: Beltz.

Stern, D. N.; Bruschweiler-Stern, N. (2000): *Geburt einer Mutter. Die Erfahrung, die das Leben einer Frau für immer verändert.* München: Piper.

Verny, T.; Weintraub, P. (2003): *Das Baby von morgen. Bewusstes Elternsein von der Empfängnis bis ins Säuglingsalter.* Berlin: Rogner & Bernhard.

Lesespaß mit Aha-Effekt

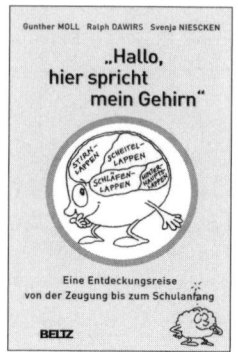

Auf amüsante und allgemeinverständliche Weise bieten die Autoren einen unfassenden Einblick in die Entwicklung des kindlichen Gehirns – von der Zeugung bis zum Schulanfang.

Sie zeigen, dass alle Erfahrungen, die das Kind vor und nach der Geburt macht, sein Gehirn auf einzigartige Weise formen. In dieser frühen Lebensphase werden also die Weichen für das gesamte spätere Leben gestellt. Um zu zeigen, wie Eltern dem kleinen Gehirn bei seiner Entwicklung helfen können, wie sie Lebensräume für eine optimale Gehirnentwicklung ihrer Kinder schaffen können, ist keine wissenschaftliche Abhandlung nötig: die Autoren lassen ein Kind die Geschichte seines Gehirns einfach selbst erzählen.

»Das Buch hilft auf wunderbar witzige Weise, die Entwicklungsschritte Ihres Kindes besser zu verstehen.«
Spielen und Lernen

Gunther Moll/Ralph Dawirs/Svenja Niescken
»Hallo, hier spricht mein Gehirn«
Eine Entdeckungsreise von der Zeugung
bis zum Schulanfang
Mit Illustrationen von Eva Wagendristel
Gebunden, 148 Seiten
ISBN 978-3-407-85895-5

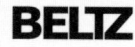

BELTZ